Herderbücherei

Band 1366

Über das Buch

Die Suche nach Wahrheit war es, die Gudrun Schmidt mehrmals nach Indien führte. Sie begegnete berühmten Gurus und lernte bei ihnen zu meditieren. In der Yoga-Versenkung hoffte sie, zu sich selbst zu finden – vergebens. Eine spätere Begegnung mit Mutter Teresa ließ sie eine tiefere Erfahrung machen: Liebe ist Wahrheit. In einem der Sterbehäuser Mutter Teresas, in Kalkutta, unter den Ärmsten der Armen, begann für sie ein neues Leben. Mit ausgeprägtem Wirklichkeitssinn und Anteilnahme schildert die Autorin ihre Erlebnisse in diesem chaotischen Subkontinent und ihren inneren Weg. Yoga oder Jesus? Diese Frage stellt sich heute für viele.

Über die Autorin

Gudrun Schmidt wurde am 27. Juni 1941 in Glatz/Schlesien geboren. Als Vierjährige mußte sie mit ihrer Mutter und den Großeltern die Heimat verlassen. Sie kam nach Bielefeld, wo sie zur Schule ging und aufwuchs. Ihre berufliche Laufbahn begann sie bei der Zeitung. Als Redakteurin wechselte sie 1969 zum Westdeutschen Rundfunk, bei dem sie heute in Köln tätig ist.

Gudrun Schmidt

Yoga oder Jesus?

Wahrheitssuche in Indien

Mit einem Vorwort von
Josef Reding

Herderbücherei

Originalausgabe
erstmals veröffentlicht als Herder-Taschenbuch

Buchumschlag: Werner Bleyer
Umschlagfotos: KNA-Bild, Frankfurt a. M. – Gudrun Schmidt

Herder Freiburg · Basel · Wien
Herstellung: Freiburger Graphische Betriebe 1987
ISBN 3-451-08366-3

FÜR ANDY

Inhalt

Im Gefolge Mutter Teresas

Ein Vorwort von Josef Reding

Im Rückblick auf unsere Jahrzehnte zwischen Zweitem Weltkrieg und der Jahrtausendwende wird eine Kirchengeschichtsschreibung festhalten müssen, daß die wesentlichen Impulse für eine Wiederbelebung des Christentums nicht aus den Wohlstandszentren der Industrienationen, sondern aus „Armenhäusern der Welt" wie Kalkutta kamen.

In der Tat: Kalkutta ist im Geiste heute näher an Nazareth und Bethlehem als London, Bonn, Berlin, Paris, New York oder vielleicht auch Rom.

Zu dieser „Verbiblischung" Kalkuttas hat eine Frau wie die Albanerin Mutter Teresa wesentlich beigetragen. Sie hat begriffen, daß die Forderungen „Die Hungernden speisen, die Nackten bekleiden, die Kranken aufsuchen" an Ort und Stelle verwirklicht werden müssen und nicht erst zu zeitverschwendendem Diskussionsmaterial werden dürfen.

Über die Arbeit der Mutter Teresa braucht hier nicht mehr ausführlich gesprochen zu werden. Und diese Frau ist die letzte, die sich einen Personenkult wünscht.

Aber es ist gestattet, sogar notwendig, sich mit den Menschen im Gefolge der Mutter Teresa zu befassen. Den belebenden „drive", den Elan, den Mutter Teresa der Botschaft Christi entnommen hat, konnte sie inzwischen an Tausende von Helferinnen und Helfern abgeben, weitergeben, ohne ihre eigene karitative Energie, ihre Liebes- und Mitleidensfähigkeit dem verelendeten Nächsten gegenüber zu verringern.

Da spüren Botschaftsangehörige, daß das „small talk" bei Empfängen und Parties nicht der ganze Lebensinhalt sein kann, und sie widmen wenigstens einen Teil ihres

Tages der Mithilfe in den Häusern der „Missionaries of Charity“. Da werden manche Geschäftsleute nachdenklich, ob ihre „Geschäfte“ die Hektik wert sind. Da fragt sich mancher Architekt, ob er nicht etwas anderes bauen soll als Repräsentations-Silos.

Diese Irritation, diese Frage nach dem „Was will ich eigentlich?“ teilt sich jedem mit, der in den Bannkreis von Mutter Teresa und ihrer Mitarbeiter geraten ist, sofern er sich noch wenigstens einen Rest von Sensibilität, von Empfindsamkeit bewahrt hat.

Bezeichnend ist, daß Gudrun Schmidt auf der Suche nach Selbstverwirklichung nach Indien gekommen ist und über vielerlei Anlaufzirkel und vielversprechende Bezugspersonen in den Aktionsradius von Mutter Teresa geriet. Die Journalistin aus der Bundesrepublik hat weitgesteckte Ziele. Sie möchte im eigentlichen Wortsinn die Haftung an den Alltag, an den Asphalt der Ruhrgebietsstädte, in denen sie zu arbeiten hat, überwinden, möchte sich von der Erde lösen, möchte beim indischen Mystiker Maharishi Mahesh Yogi die Levitation lernen, das Fliegen ohne Flugapparatur.

Gudrun Schmidt ist nicht oberflächlich. Wenn sie sich in eine Sache einläßt, will sie ihr auf den Grund gehen. Sie definiert die Gurus, steigt in ihre Geschichte hinab, bringt dem Leser den Guru Ramakrishna nahe, der im vorigen Jahrhundert als Mittler zwischen Gott und dem Menschen fungieren wollte.

Die Reise Gudrun Schmidts zu der vermeintlichen Eigen-Realisation ihres Wesens geht über Eisenbahnfahrten nach Bombay und Madras. Die Schilderung dieser Fahrt ist farbig, läßt schon einiges von der Kargheit des Lebens auf dem indischen Subkontinent ahnen, aber auch von der Mentalität und Liebenswürdigkeit seiner Bewohner. Sie gelangt in den Ashram von Shantivanam im Staate Tamil Nadu, einem „katholischen Kloster im hinduistischen Gewand“. Da wechseln von vier Uhr morgens ab Gebete mit

Vorträgen, Meditationen, Mahlzeiten, Gottesdienst und Kommunion, aber diese Programmfolge, dieser Zeitablauf sind wohl auch in europäischen Klöstern zu finden. Gudrun Schmidt fühlt, daß „sie weitergehen muß".

Die Journalistin pilgert zum Cape Cormorin, um dort mit einigen hundert Menschen den Sonnenaufgang zu erleben. Das Naturschauspiel und die meditativen Rituale der Mitpilger beeindrucken sie; aber sie behält doch noch so viele Reserven, um nicht einer Suggestion zu verfallen: Zum Sandelholzgeruch glimmender Stäbchen gesellt sich der Kloakengestank der Rinnsteine.

Gudrun Schmidt zieht weiter, setzt über den Ganges, bekommt ein Quartier im Ashram des Swami Munishand, läßt sich von einem Sherpa zu den Höhlen der heiligen Männer von Rishikesh führen.

Das alles tut die Berichterstatterin nicht im Sinne eines Oberflächen-Tourismus. Wenn Gudrun Schmidt im Land lebt, hat sie Kontakt mit der Bevölkerung, ist – fast – eine der Frauen in den Saris. Und fast zwangsläufig kommt diese wache, suchende Journalistin auf ihrer Reise in das frühere Pilgerheim, das Mutter Teresa und ihre Mitschwestern zum Nirmal Hridai gemacht haben, zum Haus der „schönen Seele", zur letzten Unterkunft der Sterbenden.

Jenseits aller Gurus und Ashrams erlebt Gudrun Schmidt bei den „Missionarinnen der Nächstenliebe" in Kalkutta sinnvolles Dasein. Da werden die ersten Ziele ihrer Sehnsucht, die exotischen Wünsche nach dem Abheben von dieser Erde, unwesentlich. Angesichts der Not, gegen die Mutter Teresa und ihre Mitschwestern in Kalkutta und in den anderen Notgebieten dieser Welt ankämpfen, wird vieles von unseren Problemen zu Winzigkeiten.

Die Arbeit in den Häusern der Sterbenden ist schon oft geschildert worden, auch von mir. Aber ich habe noch nie eine so eindringliche Beschreibung der Tages- und Nachtarbeit im „Nirmal Hridai“ gelesen wie aus der Feder meiner Kollegin Gudrun Schmidt. Und ich habe auch noch keinen Text gefunden, der überzeugender zeigt, wie ansteckend Nächstenliebe und Barmherzigkeit sein können, als in diesem Buch.

Einleitung

„Gute Journalisten haben die Hand am Puls des Volkes", behaupten Journalisten oft von sich selber. „Sie bringen die Wahrheit ans Licht. Ungeschminkt. Schonungslos."

Ich habe mich 25 Jahre lang darin versucht. Mit Erfolg. Ohne Erfolg. Ich habe mit dem Politiker gesprochen, der für die Bürger mehr Freiheiten und Rechte forderte, mit dem Milchmann, der seit 50 Jahren treu mit Pferd und Wagen durch das Dorf fährt, mit den Frauen, die für ihre Arbeit weniger Lohn bekommen als die männlichen Kollegen, mit dem Gewerkschaftsfunktionär, dem Unternehmensleiter, der Kindergärtnerin, dem Priester, dem Mörder und dem Briefmarkensammler. Sie alle hatten mir etwas zu sagen, mit-zu-teilen.

Jedesmal bemühte ich mich, den Tatsachen gerecht zu werden, wie es so schön heißt: ihnen auf den Grund zu gehen. Ich wollte keine Halbwahrheiten. Ich wollte die Wahrheit. Aber wie weiß ich, was Wahrheit ist? Welche Wahrheit meine ich? War und bin ich nicht nur eine Stimme unter Millionen, die alle die Wahrheit meinen? Ich entdeckte, daß meine Wahrheit oft woanders ist als die Wahrheit der anderen. Ich sah, daß die Wahrheit für jeden woanders sein kann. Wo aber ist die Wahrheit? Vielleicht, so sagte ich mir, dürfen wir uns nicht damit begnügen, an der Oberfläche der Dinge und Geschehnisse stehenzubleiben. Wir müssen tiefer sehen, so tief, bis wir die Dinge erkennen, wie sie sind. Wenn wir sie nur sehen, wie wir sie sehen wollen, werden wir die Wahrheit nie erkennen.

Der Engländer unterscheidet zwischen „reality" und „Reality". Jene vordergründige Realität, die wir oft schon für das Wahre halten, schreibt er bezeichnenderweise mit einem kleinen „r". Jene Realität aber, die darüber hinausgeht und transzendent wird, schreibt er mit einem großen „R". Um sie zu erreichen, gilt es, eine Schallmauer zu durchbrechen, hinter der wir den realen Wert finden können. So gesehen, werden wir uns auf der Suche nach Wahrheit nicht mehr bei Vordergründigem aufhalten. Wir werden darüber hinausgehen und feststellen, daß die Dinge, je tiefer wir gehen, immer klarer werden.

Heute weiß ich, daß dieser Weg in die Tiefe eine ungeahnte Dimension erschließt und daß er uns neu sehen lehrt. Er schärft den Blick für jene Wahrheit, die hinter allen Wahrheiten unwandelbar bleibt. Ja, wir lernen wieder staunen. Wir entdecken, daß dieser Weg, den wir beschritten haben, niemals endet. Weil der Weg das Ziel ist und das Ziel der Weg.

Es war wohl kein Zufall, daß mich dieser Weg nach Indien führte. Und mir ist, was ich damals noch nicht wissen konnte, längst klar geworden, daß dies erst der Anfang meines Weges war. Ich habe mich an unwichtigen Dingen aufgehalten und bin an wichtigen Dingen vorbeigegangen. Und auch dies alles hatte seinen verborgenen Sinn. Jeden Schritt auf diesem Weg konnte ich frei entscheiden. Wohin er führen würde, sah ich nicht. Ausgestattet mit einer durchschnittlichen christlichen Erziehung, angelockt von der Exotik hinduistischer Mystik, von buddhistischen Seins-Vorstellungen, neugierig geworden durch die Versprechungen derer, die Methoden zu kennen glauben, der Wahrheit näher zu kommen, pilgerte ich von den Höhen des Himalaya bis hinunter in die Sümpfe Kalkuttas. Und ausgerechnet an diesem dunkelsten Platz der Welt strahlte die Wahrheit am klarsten. Nach einer langen weiten Reise, die ich äußerlich und innerlich unternahm, sah ich, daß dieses klare Licht nicht nur Kalkutta heller macht, sondern daß es viel, viel weiter reicht. Es leuchtet von Kalkutta in die Ewigkeit.

Nicht nur Engel können fliegen

Fliegen können! Dieser Traum ist so alt wie die Menschheit. Schon unsere Vorfahren haben ihn geträumt, wenn sie sich faul auf einer germanischen Bärenhaut ausstreckten, ebenso mancher Aztekenhäuptling, wenn er versonnen den weißgrauen Rauchkringeln seiner Friedenspfeife nachblickte. Doch Germanen wie Azteken mußten wohl mit ihren Füßen und mit dem, auf dem sie zu sitzen pflegten, auf dem Boden der Tatsachen bleiben. Es sei denn, ein Zaubertrank – nach geheimnisvollen Rezepten gewisser zahnloser Damen, auch Hexen genannt – hätte sie der Anziehungskraft der Erde entrissen. Jedoch spätestens nach Abklingen der Wirkung wären sie wohl unsanft und mit gehörigem Kater in den Staub dieser Welt zurückgeplumpst.

Die Menschheit hat bis heute noch nicht aufgehört, den Traum vom Fliegen zu träumen. Und zu allen Zeiten sannen sie gründlich darüber nach, ihn irgendwie zu verwirklichen. Wenn sich der Mensch – so folgerten besonders erfindungsreiche Geister – wenn er sich nicht dem stolzen Adler gleich in die Lüfte heben und unbeschwert abschwirren kann, wenn er aufgeben muß zu hoffen, bald schon engelgleich höheren Gefilden zuzuschweben – und das nicht einmal zur Weihnachtszeit – dann gibt's vielleicht einen Ausweg. Ein Hilfsmittel.

So folgerten wohl auch Dädalus und Ikarus. Die Idee, sich Flügel anzukleben, war nicht übel. Doch daß sie dies ausgerechnet mit Wachs versuchten, war Pech. Noch heute lesen wir in den Büchern vom abrupten Ende des Flugabenteuers. Weil Ikarus der Sonne zu nahe kam und das Wachs daher schmolz, stürzte er ab. Weise Männer aller Zeiten begnügten sich mit Gedankenflügen. Sokrates soll in einer seiner Reden sogar offen bekannt haben: „Ich kann nicht fliegen, ihr Männer von Athen."

Die Orientalen erfanden den fliegenden Teppich. Im Märchen funktioniert er bis heute tadellos. Wie oft er allerdings in der Realität versagte, wird wohlweislich verschwiegen. Entweder, weil die Bruchpiloten den Absturz nicht überlebten und daher nicht in der Lage waren auszusagen, oder es sprach sich nicht herum, weil es damals noch keine weltweite Nachrichtenübermittlung gab.

Ich will es uns ersparen, in Einzelheiten auszuführen, wie unerschrocken und unermüdlich die Menschheit arbeitete, bis es ihr endlich gelang, auf dem Luftweg zum Besuch der Verwandten nach Amerika zu fliegen, oder wie lange es dauerte, bis die staunende Menschheit kühne Astronauten während einer Stipvisite auf dem Mond bewundern konnte. Letzten Endes handelt es sich hierbei ja nicht um das, was eigentlich gemeint ist, denn das alles geschieht ja mit technischen Hilfsmitteln. Aber geht es auch ohne?

Die Kunde kam von einem Guru, der, aus Indien angereist, sich am Vierwaldstätter See in der Schweiz angesiedelt hatte und viele gläubige Jünger um sich versammelte. Jeder kann fliegen lernen, versicherte er und empfahl als Schnellkursus sein nicht ganz billiges „TM-Sidhi-Programm". Sollte der Traum der Träume nun endlich in Erfüllung gehen? Wenigstens für die Absolventen eines solchen „TM-Sidhi-Programms"? Dies ließ mich nicht ruhen. Ich folge einer Einladung. Jünger des Gurus – und Flugexperten, wie sie versicherten – wollten auf einer Pressekonferenz in der Residenz des Zeitalters der Erleuchtung in Schledehausen, nicht weit von Osnabrück, aller Geheimnistuerei um das Fliegenlernen ein Ende bereiten. Vorläufig noch per Auto und über Autobahn und Landstraße reiste ich an. Ich kämpfte mich durch Ortschaften, deren Namen ich noch nie gehört hatte, und schließlich lenkte ich meinen fahrbaren Untersatz – sorgfältig nach Beschreibung der Gastgeber – an der 3. Fußgängerampel rechts in den Wald, um nach einer halben Linksbiegung vor dem Ziel zu stehen: vor einer weißen Villa mit großen Fenstern und vielen Säulen und Bögen. Hätten nicht die Autos davor geparkt, wäre ich versucht gewesen anzunehmen, sie gehöre in ein Märchen.

„Gutes Flugwetter heute", begrüßte mich ein Kollege. Aus dem ironischen Unterton schloß ich, daß er wohl an der Realität der Stunde noch gewisse Zweifel hegte. Seine Aussichten, jemals das Fliegen zu lernen und sich gegebenenfalls längere Zeit engelgleich in den Lüften zu halten, schätzte ich ob seines mächtigen Leibesumfanges ohnehin ungünstig ein. Andere Pressekollegen, die schon am Abend vorher angereist waren, sah ich mit langen Zähnen auf Körnern herumkauen, geradeso, als hätten sie ihr Frühstück aus dem Hühnerstall geholt. Es war offensichtlich, daß sie ihr obligates Frühstücksbrötchen vermißten.

Die Körner gehörten, wie ich später erfuhr, zur Einstimmung auf das zur Diskussion stehende Thema und sollten einen kleinen Vorgeschmack geben. Wer sich auf das Fliegen einlassen will, so lernten wir später, verzichtet auf die Brötchen.

Ich blickte mich in der Empfangshalle um. Alles glänzte golden, denn Gold ist die Farbe des Geheimnisvollen, der Mystik. Goldfarben waren die Vorhänge vor Fenstern und Türen, in Gold getaucht die Kristallüster unter der Decke und an den Wänden. Gold war die Farbe der Teppiche und der künstlichen Blumen. Goldstaub haftete plötzlich auch an meinen Händen. Ich hatte allzu interessiert im mit Goldbuchstaben gedruckten Informationsmaterial geblättert ... Ich blickte auf und sah: Von der Wand vor mir lächelte in Überlebensgröße Maharishi Mahesh Yogi, jener Guru und Fluglehrer, der seine indische Mystik vor allem den Suchenden der materialistischen westlichen Welt anbietet.

Fliegen ist etwas Schönes!, versuchten die Flugexperten des Maharishi, unterstützt von Flugschülern aus dem In- und Ausland, dem ungläubigen Auditorium klarzumachen. Bis hin zur Quantentheorie bemühten sie alles, um die Zweifler zu überzeugen und auf den Geschmack zu bringen. Doch die Realitätenkrämer von Zeitungen, Rundfunk und Agenturen wollten nun mal beim besten Willen nicht akzeptieren, daß dem Normalbürger außer Laufen, Schwimmen und allerhöchstens noch Kriechen eine „höhere“ Fortbewegungsart bar jeglicher Hilfsmittel beigebracht werden könne.

Als brave Schüler ihres Meisters blieben Maharishis Jünger jedoch beharrlich dabei, daß dies nicht nur möglich, sondern auch recht einfach zu erlernen sei. Es gehe ganz schlicht darum, den Zustand totaler Unbegrenztheit zu erreichen. Und wie man ihn erreicht, werde jedem, der sich zu den Kursen anmelde, beigebracht.

Inzwischen üben Flugschüler von Maharishis Gnaden in aller Welt das Fliegen. Ohne Helikopter, ohne Düsen-Jet und ohne die Flügel, derer sich ein Drachenflieger bedient. Jedoch, was die ungläubige Welt der Nicht-Flieger so stört: Zuschauen ist nicht erlaubt. Nicht einmal durchs Schlüsselloch. Wie es heißt, werden die Flug-Aspiranten sonst aus dem Konzept – sprich Gleichgewicht – gebracht.

So treffen sie sich, wie berichtet wird, in großen aufgeblasenen Plastikzelten. Und da auch Maharishis Flugschüler der Gefahr ausgesetzt sind, unsanft vom Himmel zu fallen, bevor sie es zur Meisterschaft gebracht haben, ist der Boden der Übungshallen weich gepolstert. Besonders Begnadete sollen schon nach kurzem Üben ein sogenanntes Hüpfstadium erreichen. Argwöhnische Mitmenschen vermuten jedoch, daß es sich dabei keineswegs um Flug-Ansätze, sondern eher um eine besondere artistische Glanzleistung handelt.

Die, die es wissen wollen, verweisen nur auf die Worte ihres Hochverehrten, der da gesagt haben soll: Eines

Tages werde ich ein Fußballstadion mieten, um allen Ungläubigen und Zweiflern vor Augen zu führen, daß viele hundert Yogis fliegen. Die Fluggesellschaften sehen diesem Ereignis vorläufig noch gelassen entgegen. Selbst im Heimatland des fliegenden Maharishi, in Indien, sind sie noch nicht entbehrlich geworden.

Und auch ich habe die Residenz des Zeitalters der Erleuchtung wieder per Auto verlassen. Obwohl ich der Kunst des Fliegens keinen Millimeter nähergekommen war, hatte dies alles jedoch eines bewirkt: Ich war neugierig geworden. Gab es da vielleicht etwas, das sich unserer Vorstellungskraft entzieht? Ich war bereit einzuräumen, daß es durchaus so etwas geben kann. Schließlich ist das, was existiert, nicht darauf angewiesen, daß unser begrenzter Verstand es begreift. Ja, vielleicht war sogar Indien ein Ort, wo ich lernen konnte, etwas zu sehen, was ich bisher noch nicht gesehen hatte? Ich hatte schon oft von weisen Männern gehört, die anscheinend mehr sahen und wußten, als die sogenannte aufgeklärte Welt jemals vermitteln kann. Ich mußte es herausfinden.

Auf der Suche nach einem Guru

Maharishi Mahesh Yogi, der die westliche Welt gegen gutes Geld das Fliegen, wie er es meint, lehren will, gehört in die geistige Tradition des großen Shankara. So berichten seine Freunde und Schüler. Er selbst sagt nichts über seinen Lebensweg. Wer den geistigen Weg gewählt hat, beschäftigt sich nicht mehr mit sich selbst, wie indische Erleuchtete behaupten.

Shankara hat – so meinen die Inder nachvollziehen zu können – vor etwa 400 Jahren gelebt. Er sei es gewesen, der die Maßstäbe für den echten Guru und den echten Schüler gesetzt habe. Sein Name wurde daher später – wie sich der römische Cäsar in einen Kaiser verwandelte – zum Titel. Nur höchste geistige Würdenträger durften sich seiner bedienen. Einer von ihnen war der Guru Dev Swami Brahmananda Saraswati, den Maharishi Mahesh Yogi seinen geistigen Vater nennt, seinen Guru.

Bleiben wir eine Weile beim Guru, dem Seelenführer. Nur Auserwählte können sich rühmen, ihm je begegnet und von ihm als Schüler akzeptiert worden zu sein. Sechs Richtige im Lotto sind angeblich nichts gegen dieses Erlebnis. Aus alten Schriften erfährt der Suchende: „Das Glück, einem wahrhaft Gottgeweihten, einem Seienden, zu begegnen, kann noch eine Steigerung erfahren: dem wahren Guru zu begegnen und von ihm erwählt zu werden."

Der echte Guru läuft keinesfalls hinter seinen Schülern her. Er sucht sie nicht und nimmt sie auch nicht etwa freudestrahlend in Empfang. „Public relations" – sowas ist ihm fremd, ganz im Gegensatz zu manchen sogenannten Gurus auf westlicher Seelenweide. Keine Werbeagentur preist jene wirklichen Weisen als „Weißmacher für die

Seele“ an. Allein dies zu wissen, sollte genügen, allzu Leichtgläubige von falschen Fährten fernzuhalten.

Wie es dem Suchenden ergehen kann, der auszieht, seinen Guru zu finden, schildert Herbert Tichy in seinem Buch „Die Wandlung des Lotos“:

„Einmal traf ich einen Sadhu, dessen starke Persönlichkeit mich fast bewogen hätte, die Zeit zu vergessen. Er strahlte einen tiefen Frieden und vollkommene Harmonie aus. Ich war in seiner Nähe sehr glücklich. Noch auf keinen der Gottsucher, denen ich begegnet war, hatte die uralte vedische Beschreibung so gut gepaßt wie auf ihn: Sanfter als eine Blume, wenn es sich um Güte handelt; stärker als der Donner, wenn es um Grundsätze geht. Als ich ihn bat, mich zu unterrichten, sah er mich überrascht an. ‚Du mußt den Weg selbst finden‘, sagte er. ‚Ich brauche einen Lehrer‘, beharrte ich. ‚Ich bin ein unwürdiger Lehrer‘, lehnte er ab und fügte lächelnd hinzu: ‚Aber Du bist auch ein unwürdiger Schüler!‘ “

Ramakrishna, 1836 in Bengalen geboren, wird als neuer Typus des uralten Guru angesehen: als ein Guru, den man seiner eigenen Aussage nach als Mittler bezeichnen kann, der den Menschen mit Gott zusammenbringt. „Der menschliche Guru flüstert die heilige Formel ins Ohr, der göttliche Guru bläst den Geist in die Seele.“

Für all diejenigen, die nun gleich den Wanderstab nehmen und gen Indien pilgern oder fliegen möchten, um auf Ramakrishnas Spuren zu wandeln, hier noch eine kleine Zusatzinformation mit auf den Weg. Eine Information, die wir in dem Buch „Antwort aus dem Schweigen“ des Indien-Missionars Friso Melzer finden:

„Am liebsten wählte Ramakrishna junge, unverheiratete Leute. Kam aber mal ein Verheirateter, wie der spätere Brahmananda, so prüfte der Meister auch die Ehefrau, ob sie ihrem Mann ein Hindernis sein werde oder eine Helferin. Bei dem zur Wahl stehenden jungen Menschen prüfte er aber nicht nur den Zustand der Seele, sondern er achtete auch auf die Gesundheit des Leibes. Der Weg, der auf sie wartet, ist so anstrengend, daß ihn nur sehr gesunde, geradezu athletische Männer bestehen können.

Wer also diesen Weg beschreiten möchte, der sollte sich gründlich befragen. Wird er in der Lage sein, die schweren Prüfungen auf sich zu nehmen? Vor allem: Er muß sich so lösen, daß ihm kein Mangel mehr etwas anhaben kann, daß es ihm egal ist, ob er zu essen hat oder nicht."

Wie aber – auch diese Frage wollen wir hier untersuchen – wie begegne ich meinem Guru? Die Wege sind verschieden und auf jeden Fall anders, als wir sie uns vorstellen.

Mich faszinierte und irritierte folgende kleine Geschichte, die ich ebenfalls Friso Melzers Buch „Antwort aus dem Schweigen" entnehme:

„Ein junger Engländer suchte im Norden, im indisch-tibetischen Grenzgebiet, einen Guru. Da die Lamas der dortigen Klöster nicht englisch sprachen, er aber die Landessprache nicht verstand, schloß er sich einem jungen, freundlichen Lama-Pilger an, den er in Benares kennengelernt hatte und der des Englischen mächtig war. So zogen sie monatelang durchs Land, besuchten jedes Kloster und jede Einsiedelei, von der sie hörten. Doch den Guru fand der Ausländer nicht. Eines Tages trennten sich die beiden Pilger voneinander, und der Lama sagte seinem englischen Freund zum Abschied: ‚Du bist für den Guru noch nicht reif. Warte, lerne warten und nach innen zu blicken, dann wirst du ihn finden.' – Sieben Monate lang war der enttäuschte Sucher an der Seite seines Guru gereist. Er hatte ihn nicht erkannt."

Ich hatte mir jedenfalls vorgenommen, haargenau aufzupassen, damit es mir nicht ebenso erginge.

Das Land der Inder mit der Seele suchen …

Viele träumen davon, das Land der Inder mit der Seele zu suchen! Einige tun's. Sie nehmen den beschwerlichen Weg auf sich, reisen tage- und nächtelang in überfüllten staubigen Eisenbahnen, hocken auf Kästen und Kisten, während draußen vor den vergitterten Waggonfenstern die riesige Weite der indischen Landschaft vorbeifliegt, meditieren unter Palmen, an heiligen Flüssen und in geheimnisvollen Höhen, wandern barfuß durch die Tempel, essen Curry-Reis von Bananenblättern und merken dabei zunächst nicht, daß sich in ihnen ganz allmählich eine Wandlung vollzieht. Das dürfte nicht nur meine Erfahrung gewesen sein. Als Neugierige hatte ich mich auf den Weg gemacht, fest davon überzeugt, daß Indien Antworten für mich bereithalten würde. Antworten auf Fragen, die ich selber noch nicht einmal klar formulieren konnte. Ich wußte nur irgendwie ganz sicher, daß ich hier etwas finden würde, was mich der Wahrheit näherbringen könnte.

Acht Stunden, und der Jumbo entläßt mich und die anderen Passagiere in die feucht-warme Großstadtluft von Bombay. Daß der Koffer erst eine gute Stunde später das künstliche Licht der Gepäckabfertigung erblickt, ertrage ich bereits mit indischer Gelassenheit. Wie war das doch noch? In diesem Lande werden wichtige Dinge unwichtig.

So meidet der Indien-Pilger, dessen streßgeplagte Seele auf die Suche gehen will, selbstverständlich jedes Taxi. Sein Rikscha-Fahrer findet den Weg zum Vorortbahnhof. Dort klettert der Neuankömmling vorsichtig, ja, fast liebevoll über die dort noch nächtigenden und in schmutzige Lumpen gehüllten Schlafenden hinweg, die auf dem

Bahnsteig liegen, und nimmt den nächsten Zug, hoffend, daß seine Seele ihm schon den rechten Weg weisen werde.

Das Abteil ist in dieser frühen Stunde noch fast leer. Ein paar Inder lehnen verschlafen in den Sitzen, während der Zug ratternd durch den Morgen rast.

Fast war ich versucht gewesen, meine Jeans gegen einen Sari einzutauschen. Aber gut, daß ich es nicht getan hatte. Im Gedränge – und in Indien herrscht grundsätzlich Gedränge – hätte ich das kostbare Kleidungsstück längst verloren. Wie es Inderinnen gelingt, darin stets frisch gewickelt und gebügelt auszusehen, wird ein Fremder auch nach zehn Indien-Reisen noch nicht ergründet haben.

Bombay Hauptbahnhof. Jeder Bahnhof empfängt den Reisenden mit ohrenbetäubendem Lärm. Händler rufen die indische Bahnhofs-Speisekarte aus: Tee und Kaffee, Chapati und Idli, Kokosnüsse, Bananen, Apfelsinen – das Obst leider schon sorgfältig geschält und daher für Ausländer wegen der Amöbengefahr zu meiden. Oder mittags: Für umgerechnet 25 Pfennig gibt's einen würzigen Curry-Reis mit Gemüsen, eingepackt in ein tiefgrünes Stück Bananenblatt und in Zeitungspapier, alles mit einem dünnen schmutzig-grauen Faden zu einem runden Päckchen geschnürt. Becher aus gebranntem Ton, gefüllt mit dampfendem heißen Kaffee oder Tee, werden den Reisenden durchs Fenster gereicht. Er zahlt dafür eine oder zwei Rupien. Nach jeder Abfahrt übersäen rote Tonscherben Bahnsteig und Gleisanlagen, denn die Becher werden, wie unsere Plastikbecher, weggeworfen.

Ich bin inzwischen umgestiegen – was gar nicht so einfach war. Zum Glück hatte mir ein guter Freund meine Fahrkarte für den Schlafwagen 2. Klasse nach Madras bereits vor einigen Tagen besorgt. Ich hatte nur noch den richtigen Zug und das richtige Abteil zu finden – und natürlich auch den für mich reservierten Platz. Ein hilfsbereiter Schaffner – nette Menschen finden sich überall auf der Welt – half mir mit viel Geschick und Geschimpf, einen Weg durch die Menschenmassen zu bahnen. Als er vorn am Zug angelangt war, bedauerte er sehr: Er hätte gar nicht gesehen, daß ich ja ein Ticket 2. Klasse hätte. Ausländer führen sonst nur 1. Klasse. Wir mußten nun wieder zurück ans Ende des Zuges. Nach erneuten Box-Übungen durch die Menge gelang es uns schließlich, mein Abteil zu finden. Die Nummer war auf dem Ticket vermerkt. Nun mußte nur noch mein Name auf der Liste gefunden werden, die außen an der Tür des Abteils angebracht ist. Aus Schmidt war Sumit geworden, aber das machte nichts. Endlich im Zug angelangt, ließ ich mich auf meinen Platz sinken. Ein Fensterplatz, zum Glück rückwärts. Denn vorwärts weht dem Reisenden während der Fahrt der dunkle Qualm der Lokomotive ins Gesicht. Die Fenster lassen sich selten schließen. 16 Mark für eine 27-Stunden-Fahrt – was will man da schon erwarten.

Als der Zug aus dem Bahnhof rollt, reicht mir mein Gegenüber – ein freundlicher junger indischer Student – ein Stück Apfelsine zur Erfrischung. Er liebe Deutschland, sagt er, und ich habe alle Mühe, ihm auszureden, mich nächstes Jahr in Deutschland zu besuchen.

Die Moslem-Frau, die neben mir sitzt, rollt einen Teppich auf dem Gang des Abteils aus und kniet darauf nieder zum Morgengebet in Richtung Mekka. Die anderen haben es sich bereits auf den harten Holzbänken bequem gemacht. Mich beschäftigte noch lange die Frage, wie denn wohl die Frau in dem fahrenden Zug wußte, wo Mekka war.

Der Zug rast im Blitztempo durch die Gegend. Doch das scheint nur so, weil er so laut rattert und dabei im Zickzack schaukelt. Bis zum späten Abend hält er viele Male an großen und kleinen Bahnhöfen. Vor meinem Fenster herrscht jedesmal großes Gedränge, denn jeder möchte der fremden Frau etwas verkaufen. Frauen mit

Kindern auf dem Arm betteln um „Rupie“ oder Bakschisch, bis ich beschließe, an Bahnhöfen grundsätzlich nicht mehr aus dem Fenster zu schauen und auch nicht nach draußen zu gehen, um mir die Beine zu vertreten.

Am späten Abend müssen die Fahrgäste, die keinen Schlafplatz haben, zusammenrücken. Der Schaffner hilft mir, ein paar Bretter miteinander zu verhaken und eine hölzerne Liegestatt zu bauen. Ich wische mit meinem Kopftuch den größten Staub ab und lege mich hin. Den Henkel meiner Reisetasche wickele ich um meine Füße, die Schlaufe meiner Handtasche, die ich zum Schlafen in die Arme nehme, um den Hals. Trotzdem war es nur Glückssache, daß ich am nächsten Morgen noch alle Siebensachen beisammen hatte.

27 Stunden von Bombay bis Madras! Dann heißt es Abschiednehmen von den Mitreisenden, und ich bin fast ein bißchen traurig, daß die Fahrt schon zu Ende ist. Für eine Rupie – gleich 20 bis 25 Pfennig – übernimmt der Rikscha-Fahrer den Koffer und die Verantwortung, seinen fremdländischen Gast in eine gute und garantiert preiswerte indische Lodge zu bringen. Zehn Rupien kostet das Zimmer pro Nacht, also rund 2,50 Mark. Auf einem Brett zu schlafen, habe ich ausgiebig im Zug geübt. Und so registriere ich nur noch ganz nebenbei, daß das Bett statt mit einer weichen Matratze auch nur mit einer Holzunterlage ausgestattet ist. Die Bettwäsche leuchtet im Halbdunkel ziemlich grau. Eine nackte Glühbirne spendet spärliches Licht, die Dusche barmherzig ein paar Tropfen Wasser – kaltes natürlich. Es reicht soeben, um mich vom gröbsten Eisenbahnstaub zu befreien. Ich falle erschöpft auf die Bretter meines Bettes. Kurz bevor ich einschlafe, dringt von draußen laute Blechmusik an mein Ohr.

Indien mit der Seele suchen! Dies alles gehört eben dazu.

Andere mögen sich im Fünf-Sterne-Hotel in die Polster schmiegen, abgekochtes Wasser trinken und sich auf sterile Toiletten setzen, denke ich so bei mir. Aber das Land der Inder und die Inder werden ihnen so fern bleiben wie ein anderer Stern. Sie werden ihren Frühstückstee zwar stets pünktlich serviert bekommen, aber das ist es ja schließlich nicht, was Indien ausmacht. Indien – das ist, wenn der Kellner erst Räucherstäbchen anzündet und Krishna oder Durga oder der blutrünstigen Kali seine Reverenz erweist, bevor er sich daran begibt, die Bestellung aufzunehmen. In einem internationalen Luxus-Hotel dringen auch nicht die Geräusche Indiens an das Ohr des Besuchers. Schon allein deswegen nicht, weil sich in den klimatisierten Hotelräumen kein Fenster öffnen läßt, denn es kämen ja sowieso nur Staub und Lärm herein.

Ist dies solch ein Augenblick, von dem man glaubt, er berühre die Seele? Nun, es gab keinen Augenblick, es gab kein Aha-Erlebnis, um das Vokabular moderner Psychologie zu bemühen. Vielleicht merkte ich nur hin und wieder einen lichten Moment lang, daß Europa weit war und daß Errungenschaften technischen Fortschritts gar nicht erforderlich sind zum Zufriedensein.

Indien, so wie es wirklich ist, treffe ich auch am nächsten Morgen in einem öffentlichen Linienbus. Ich erlebe endlich einmal, wie solch ein indischer Autobus von innen aussieht. Ich bin vor Schreck fast einer Ohnmacht nahe, als ich, das europäische Mittelschwergewicht, lang über vier bis fünf zarte Inder falle, weil der Autobusfahrer einen aggressiven Fahrstil übt. Und erleichtert erhole ich mich wieder von meinem Schreck, als ich feststelle, daß alle mit heilen Knochen davongekommen sind und dann auch noch zusammenrücken, damit die auf wackeligen Füßen stehende Europäerin auf ihren vier Buchstaben einen fundamentaleren Halt findet.

An der nächsten Haltestelle erspähe ich mindestens 20 Wartende. Der Bus, der nach meinem Urteil voll ist, nimmt sie alle noch auf. Und das Erstaunliche: es geht, ohne daß die ersten zur Vordertür wieder hinausquellen.

Daß Autobusse unterwegs den Geist aufgeben, ist an der Tagesordnung und regt niemanden auf. Im Gegenteil. Es beruhigt und beweist hartnäckig, daß der Mensch zwar plant, aber das Ergebnis letztlich in der Macht eines Höheren liegt. Es wäre fast ein Wunder gewesen, wenn wir nicht eine Panne gehabt hätten.

Während der Autobusfahrer den Motor repariert, steigen die Passagiere aus. Einheimische, die neugierig herbeieilen, ernten ein paar Stauden frischen Zuckerrohrs vom Feld und verteilen sie stückweise gastfreundlich an die Gestrandeten vom Autobus, ohne gleich Rupien als Gegenleistung zu verlangen. Läßt sich der Schaden am Autobus heute nicht mehr reparieren, habe ich wenigstens keinen leeren Magen. Vielleicht kommt ja auch noch ein anderer Bus vorbei, der leer genug ist, um einige von uns aufzunehmen. Und tatsächlich! Es kommt einer, und ich darf mitfahren.

Ein Ort des Friedens

Dann bin ich endlich da. Eine Stunde hinter Tiruchirapalli. In einem Palmenhain verborgen: Shantivanam, übersetzt „Stätte des Friedens". Sanskrit-Gesang dringt an mein Ohr. Er kommt aus einer der Hütten. Als er verstummt, winkt mich jemand heran. „Essen Sie mit uns, Sie sind unser Gast", sagt der in handgewobenes weißes Tuch Gekleidete freundlich. Aus einer Aluminium-Kanne gießt er mir Wasser über die Hände, damit ich sie vor der Mahlzeit vom Staub reinige. Dann nehme ich in der Runde Platz. Auf dem Fußboden, die Beine gekreuzt. Ein junger Mann legt ein Stück Bananenblatt vor mich hin, das mir als Teller-Ersatz und Unterlage für die Reismahlzeit bereits bestens bekannt ist. Gerade so, als hätte ich mein Leben lang nie anders gegessen, mische ich den Reis mit den würzigen Soßen und esse mit den Fingern. Keine feudale Mahlzeit der Haute Cuisine habe ich mit so viel Appetit gegessen wie diesen Reis. Ich wundere mich, daß mir der Verzicht auf Luxus so leicht fällt, ja, daß er mir sogar Vergnügen bereitet.

Ich bin also in einem Ashram, in einem von vielen in Indien. Etliche von ihnen erlangten einen recht zweifelhaften Ruhm: als Endstation Sehnsucht für Hippies aus aller Welt, als gepriesener Himmel hinduistischer oder buddhistischer Entrücktheit, als mißverstandene Zwischenstation zum Nirwana. Und weil sie mißverstanden und mißgedeutet wurden – oft auch durch die Schuld gewinnsüchtiger Gurus – entwickelten sie sich zu einem Tummelplatz für Ausgeflippte und Gestrandete. Gläubig und unreflektiert nehmen sie alles als *die* Wahrheit in sich auf, was falsche Propheten mit einstudiertem Lächeln vor Foto- und Filmkameras so von sich geben. Viel zu spät oder nie merken sie, daß sie in die Irre gelockt wurden und daß die ihnen mit teuflischer Geschicklichkeit dargebotenen Weisheiten nur Scheinweisheiten waren, die keiner Prüfung standhalten.

Der Ashram in Shantivanam im Staate Tamil Nadu gehört nicht zu diesen unseriösen Ashrams. Er ist auch keiner der vielen Hindu-Ashrams, wie es sie überall in Indien gibt – als Meditationsstätte für gläubige Hindus. Shantivanam ist, wenn man so will, ein katholisches Kloster in hinduistischem Gewand. Ein katholischer Ashram also. Er wurde im Jahre 1950 als erster seiner Art von zwei französischen Mönchen gegründet und seit 1968 von dem englischen Benediktinermönch Bede Griffith geleitet. Das Besondere: Katholizismus und Hinduismus gehen hier eine Verbindung ein, ohne sich dabei gegenseitig zu stören. Bede Griffith, der von vielen christlichen und hinduistischen Indien-Pilgern sehr verehrt wird, sieht es so:

„Unser Ashram ist ein Ort, an dem man katholisch glaubt und nach indischer Art lebt, das heißt: nach dem Muster eines Hindu-Ashrams. Wir haben weder Tische noch Stühle, keine Löffel, keine Gabeln, und wir schlafen auf dem Boden. Vom Hinduismus haben wir lediglich unsere Liturgie beeinflussen lassen. Wir praktizieren außerdem eine Meditation nach Yoga-Art, die wir mit Jesus-Gebeten verbinden. Wir versuchen, auf diese Weise unser innerstes Selbst zu finden, was jedoch keinesfalls Körper oder Seele bedeutet. Dieses innere Selbst liegt viel tiefer. Als Christ können wir sagen, wir versuchen, dem Heiligen Geist in dieser Tiefe zu begegnen."

Shantivanam gilt daher unter christlichen Mönchen und Nonnen aus aller Welt als Geheimtip. Doch auch Laien kommen, um in der Stille der Meditation, der täglichen Feier der Eucharistie und im Gebet zu sich selbst und zu Gott zu finden, den sie in der Hast und im Lärm der Welt verloren zu haben glauben.

Sie alle, ob Hindus, Christen oder Menschen ohne eine

Religion, suchen nach Gotteserfahrung. Viele kommen, die es längst aufgegeben haben, in die Kirche zu gehen. Sie sagen, sie wollen keine formalen Riten. Und manche finden dann über den Hinduismus und den Buddhismus zu ihrem christlichen Glauben zurück: zum Glauben an einen inneren Christus und nicht an einen äußeren.

Ich bemühte mich zu erfahren, was in Shantivanam so anders ist als in einer Kirche oder einem Kloster westlicher Prägung. Bei Bede Griffith lernt der Suchende zunächst einmal, ruhig und entspannt zu sitzen, wenn er betet. Im Westen denkt man beim Gebet viel zu wenig an den Körper, lerne ich. Mit gekreuzten Beinen zu sitzen und regelmäßig und ruhig zu atmen, beruhigt die Gedanken ebenso wie den Körper. „Du solltest einige Worte wiederholen, Worte wie folgende: Jesus Christus, Sohn Gottes, erbarme dich meiner. Dabei solltest du dich ganz und gar auf Gott konzentrieren“, rät mir Bede Griffith. „Je mehr Harmonie wir erreichen, desto mehr vertiefen wir uns in unseren christlichen Glauben – selbst dann, wenn wir hinduistische Riten zur Hilfe nehmen.“ Bede Griffith ist überzeugt, daß der christliche Glaube auch in den indischen Schriften enthalten ist.

Ich bin verwirrt und fasziniert zugleich. Stimmt es, was Bede Griffith sagt? Ich hatte einige seiner Bücher gelesen und wußte, daß er die heiligen Gesänge der Hindus, die Veden, genau kennt. Vor allem das wohl berühmteste Andachtsbuch, die Bhagavadgita, hatte ihn zutiefst beeindruckt.

Am Nachmittag hält Bede Griffith für seine Ashram-Gäste eine Gita-Betrachtung. Wir sitzen auf dem Boden der Meditations-Halle, die goldroten Strahlen der Abendsonne lassen Bedes langes weißes Haar leuchten. Das orangefarbene Tuch, das er um seine schmalen Hüften geschlagen hat, wirkt fast so, als wollte es glühen. Ich habe mich bequem an eine Wand gelehnt, die anderen sitzen in mehr oder weniger gekonntem Buddha-Sitz auf ihren Decken. Wenn Neue hinzukommen, rutschen alle noch ein bißchen mehr zusammen, um Platz zu machen. Die Halle ist überfüllt, dennoch aber herrscht entspannende Ruhe. Niemand spricht. Wenn ich nach oben blicke, sehe ich an der Wand ein Christus-Bild. Ich erkenne das dornengekrönte Haupt, wie es das berühmte Grabtuch von Turin zeigt.

„Alle Religionen meinen die eine Wahrheit", sagt Bede Griffith in die Stille hinein. „In ihnen allen ist die eine heilige Wahrheit gegenwärtig. Sie meinen das heilige Geheimnis, das jenseits aller Worte und Gedanken verborgen ist. Wenn ich diese Wahrheit erfahren will, in der sich alle Religionen letztlich treffen, dann muß ich Hindu sein, ebenso wie Buddhist, Parse, Sikh, Moslem, Jude und Christ."

Ich spüre, wie ein Gefühl der Hoffnungslosigkeit in mir aufsteigt. Wie soll ich es jemals schaffen, dies zu verstehen – nicht nur mit dem Verstande, sondern so, daß es mir in meinem tiefsten Innern klar ist? Als ich zu meinem Nachbarn hinüberblicke, sehe ich, daß er die Bhagavadgita aufgeschlagen vor seine Füße gelegt hat. Und ich lese: Tue deine Pflicht. Nach dem Erfolg des Handelns frage nicht.

Als der Wecker am nächsten Morgen klingelt, ist es noch dunkel. Ich krieche unter meinem Moskito-Netz hervor, wasche mich und ziehe mich an. Dann gehe ich hinüber in die Ashram-Küche. Das Feuer unter dem riesigen Kessel knackt und knistert, und es dauert noch zehn Minuten, bis ich kochendes Wasser für meinen Pulverkaffee bekommen kann, den ich in einem Becher mitgebracht habe. Der Tag im Ashram kann beginnen.

Der Tagesablauf läßt jeden, der teilnimmt, Farbe bekennen. Nicht vor anderen, sondern vor sich selber.

Um vier Uhr aufstehen, Meditation bis zum Sonnenaufgang. Anschließend eine halbe Stunde Beten. Gottesdienst. Gebete, Frühstück, Gebete, Meditation bis zum

Mittagessen, Meditation, Vortrag oder Diskussion. Von fünf bis sechs Uhr am Abend: Meditation. Von sechs Uhr bis zum Schlafengehen: Gottesdienst, Kommunion, Gebete, Abendbrot, Meditation, Gebete ...

Selbstverständlich wird niemand zu all dem gezwungen, doch wer einen Ashram zum Ziel wählt, ist meist auch bereit, das Leben im Ashram mit den anderen, Gleichgesinnten, zu teilen. Er braucht und will diese Zeit, um sich auf den Weg zu seinem inneren Selbst zu begeben. Auf den Weg zur einen Wahrheit, zu Gott.

Einer der Ashram-Gäste ist Bruder Angelo, Spanier, katholischer Mönch, und – wie er sagt – soweit ein Hindu, wie es die katholische Glaubenslehre zuläßt. Seine Stirn schmückt an diesem Morgen ein goldgelber Punkt. „Sandelholzpuder, das Gold Gottes, das der Hindu am Morgen trägt", erklärt er. Mittags wählt er die rote Farbe. Sie deutet das geistige Auge Gottes an. Und abends besteht der Punkt zwischen den Augenbrauen aus Asche – Asche, die uns bedenken lehrt, daß wir alle dereinst zu Staub werden.

Das schlichte orangefarbene Tuch, in das er sich nach Hindu-Brauch gehüllt hat, ist ein Zeichen der Bedürfnislosigkeit. „Je weniger wir besitzen, desto weniger steht zwischen uns und unserem Gott."

Shantivanam setzt Maßstäbe für eine andere Wirklichkeit, stelle ich fest. Ich möchte gern bleiben, aber ich fühle, daß ich weitergehen muß. Ich bin noch nicht bereit.

Als mich draußen die gewohnte Welt Indiens wieder in Empfang nimmt, hält ein Bettler mir seine ausgestreckte Hand entgegen. Er ist schmutzig, blind, unterernährt und krank. Wie nahe ist er wohl seinem Gott?, möchte ich ihn fragen. Aber es geht nicht. Wir sprechen nicht dieselbe Sprache.

Mein nächstes Ziel heißt Cape Cormorin. Pilger aus aller Welt reisen an diesen Ort, um hier den Sonnenaufgang mitzuerleben. Von Indiens südlichster Spitze aus betrachtet, soll er unvergeßlich schön sein.

Und so sitze ich ganz zeitig morgens mit einigen hundert anderen Frühaufstehern auf den Felsen von Cape Cormorin. Noch ist das Licht grau, das Meer bleiern. In der Nachbarschaft bellen ein paar Hunde. Es riecht nach Kloake, stelle ich fest. Einige indische Pilger neben mir entfalten eine Decke und bereiten sich zur Meditation vor. Die Stunde des Sonnenaufgangs ist für sie – wie die Stunde des Sonnenuntergangs – eine heilige Zeit – die Zeit zum Gebet. Allmählich wird die Morgendämmerung rosiger, über dem Meer ist ein heller Streifen zu erkennen. Die Augen der Pilger sind gespannt nach Osten gerichtet. Der Kloakengeruch wird penetrant. Ein alter Mann, in ein graues Tuch gehüllt, hustet schwindsüchtig. Irgend jemand hat Sandelholzstäbchen angezündet, deren dünne graue Rauchfäden mir in die Nase steigen. Ich mag diesen Duft und schnuppere genüßlich. Welch eine Abwechslung vom Gestank aus den Rinnsteinen und Gossen!

Ich blicke hinüber zu dem der Südspitze vorgelagerten Eiland. Es ist bereits so hell geworden, daß ich das Monument Vivekanandas deutlich erkennen kann. Swami Vivekananda! Wie oft hatte ich vom ihn gehört! Von ihm, der als der erste indische Guru Kontakt mit dem Abendland aufnahm. Und plötzlich kommen mir seine Worte in den Sinn:

„Der Mensch verlangt nach Wahrheit, will die Wahrheit an sich selber erfahren. Hat er sie begriffen, ist er ihrer innegeworden, hat er sie im Innersten seines Herzens verspürt, dann allein werden alle Zweifel schwinden, wird alles Dunkel zerstreut."

Ein Raunen geht jetzt durch die Menge. Die Gebete in meiner Umgebung werden lauter, und dann ist es soweit. Ein glühender Streifen zeigt sich am Horizont. Er wächst von Sekunde zu Sekunde: Die Sonne geht auf.

„Es gibt einen Weg, der aus der Finsternis führt", sagt Vivekananda. „Wir müssen nur *Ihn* erkennen, der jenseits aller Finsternis ist. Einen anderen Weg gibt es nicht."

Jetzt weiß ich, daß sich in den letzten Wochen in mir ein Wandel vollzogen hat. Irgend etwas hat mich zutiefst berührt. War es, als Bede Griffith über die Bhagavadgita sprach, oder als ich am Brunnenrand des Ashram mit den anderen für das Mittagessen die Zwiebeln schnitt? War es geschehen, als ein kleines Mädchen, ehe ich es recht begreifen konnte, meine Hand nahm und sie stürmisch küßte? Oder als eine indische Mutter mir ihr Kind in die Arme legte, damit die Berührung mit „einer blonden Frau" Glück bringe. In Indien verschieben sich die Maßstäbe und Werte. Europa ist weit, unendlich weit. Oder denke ich nur „Europa" und meine damit meine bisher gewohnten eingefahrenen Bahnen, an denen ich meine Wirklichkeit absteckte?

Eine Krankheit, die – vornehm ausgedrückt – Diarrhoe heißt, tut das übrige, um mich durcheinanderzubringen. Die indischen Gewürze und die leckere Kokosmilch aus den frisch vom Baum gepflückten Früchten fordern ihren Tribut. Hartnäckig und mit Fieber. Von der Ramakrishna-Klinik kommt ein indischer Arzt, untersucht gründlich und berechnet für seine Bemühungen fünf Mark. Ich muß weiterziehen.

Kovalam Beach. Ich lasse die Luxus-Hotels links liegen. Über Sandwege geht es in ein Tal hinab. Sobald die Kokospalmen den Blick freigeben, breitet sich das Meer zu meinen Füßen aus, davor ein Strand mit einem Sand, der bei jedem Schritt knirscht wie feiner Schnee. Im Palmenwald entdecke ich Häuser. Einheimische wohnen darin. Sie sind jedoch mit Kindern und Kühen, Hühnern und Verwandten so dicht zusammengerückt, daß sie Räume an Fremde vermieten können. „Acht Rupien für die Nacht", sagt die indische Landlady zu mir, und für die Mahlzeiten könne sie auch gerne sorgen. Die müßten jedoch extra bezahlt werden. Das Bett ist – wie sollte es anders sein – hart, das Bettlaken wäre ein Fall für Clementine aus der Fernsehwerbung. Strom gibt es nicht. Das Waschbecken ist riesengroß und tief. Es besteht aus einem Brunnen, aus dem ich mir das Wasser mit Hilfe eines Eimers am Strick hochholen muß. Die Toilette? Sie ist in einem kleinen wackligen Bretterverhau außerhalb des Hauses untergebracht, gut bewacht von der Prachtkuh des Hauses. Wer das stille Örtchen aufsuchen möchte, muß sie erst von der Tür hinwegkomplimentieren. Für mich eine unangenehme Vorstellung, weil ich meine Scheu vor heiligen Kühen noch nicht ganz überwunden habe. Aber diese Kuh ist friedlich, wie ich feststelle – und diskret obendrein. Obwohl sie mit Leichtigkeit in die Toilette hineinschauen könnte, tut sie es nicht. Ganz klar, daß es auch hier nicht etwa einen Toilettensitz gibt, sondern nur ein Loch, das in die Erde gegraben wurde. Aber beim Anblick des azurblauen Meeres vergesse ich nur allzugern alle Unbequemlichkeiten. Ich halte mich ohnehin die meiste Zeit am Strand auf.

Fischer des Dorfes sind gerade damit beschäftigt, an einem Seil zu ziehen, das irgendwo draußen im weiten Ozean zu enden – oder vielleicht auch nicht zu enden – scheint. Nach eineinhalb Stunden kräftigen Ziehens und Zerrens kommt ein an dem Strick hängendes Netz zum Vorschein, und nun weiß ich endlich, was die denn da so lange aus den unendlichen Weiten des Meeres an Land holen wollen. Fische natürlich.

Aber die Beute ist gering. Drei Stunden haben die Männer des Dorfes angestrengt in der Hitze gearbeitet, während ich faul im Sand gelegen habe. Das Ergebnis: einige Muscheln, etwas Seetang und ein größerer Fisch. Die Frauen, die mit Körben gewartet haben, gehen wieder nach Hause. Aus der Fischmahlzeit wird heute wohl nichts. Morgen ist ein anderer Tag. Vielleicht morgen.

Es ist Mittag. Einige Hippies, die ebenfalls ein Sonnenbad genossen haben, lassen die indischen Hüllen fallen, um nackt ein Bad im Meer zu nehmen. Sehr zum Mißfallen der Einheimischen, die sich jedoch inzwischen damit abgefunden haben. Denn wer sägt schon aus moralischen Gründen den Ast ab, auf dem er sitzt? Die jungen Leute sind ihre Geldquelle. Nicht nur, weil sie hin und wieder Tee und Kaffee trinken, etwas Reis kaufen und in den Hütten wohnen, sondern aus einem anderen Grunde.

Wenn sich über Kovalam Beach der Abend senkt, wenn die Sonne wie ein glutroter Ball ins Meer taucht und die Yogis am Strand mit ihren Übungen beginnen, heißt das Zauberwort: Drogen. Und dann gehen sie alle, die aus der westlichen Zivilisation geflohen sind, über die synthetische Brücke hinüber und hinein in die Unwegsamkeiten des eigenen Ich. Es wird still in Kovalam Beach, Gespräche würden auf dieser Reise nur aufhalten.

Am nächsten Morgen wasche ich mich mit den anderen am Brunnenrand und beobachte, wie der Tag langsam heraufzieht. Ich trinke den frischen heißen Tee, den mir meine Vermieterin vor die Tür gestellt hat, und schnüre wieder einmal mein Bündel. Nein, hier finde ich nicht das, was ich suche. An der Autobushaltestelle wird ein eingepacktes Etwas munter, das unbeweglich auf der Erde gelegen hatte. Es schält sich aus den Lumpen, reibt sich die Augen und bietet sich als Gepäckträger an. Ich teile mit ihm meine Chapatis – meine Reisfladen.

„In Kerala gibt es die meisten Palmen, die meisten katholischen Kirchen und die meisten Nonnen", hatte mir mal jemand gesagt. Und tatsächlich stellen die prachtvollen Kirchen – was in Indien was heißen will – selbst üppige Hindu-Tempel in den Schatten. Das Land scheint reicher, die Bevölkerung wohlhabender zu sein als in anderen Teilen Indiens. Kerala ist so etwas wie ein Musterstaat, in dem in bescheidenem Maße Milch und Honig fließen. Vielleicht war dies der Grund, daß sich hier meine Pilgerreise zwar als angenehm und schön, aber innerlich nicht als besonders bemerkenswert gestaltete.

43 Stunden Bahnfahrt bis Bombey. Das sind 43 Stunden Zeit zum Nachdenken! Während die Räder des Zuges rattern, die wechselnde Landschaft zum Fenster hineinschaut und ich zur Landschaft hinaus, stellte ich fest, daß in mir nichts mehr so ist, wie es war, als meine Pilgerreise begann.

War ich nicht ganz und gar sicher gewesen, daß mein Talent weder zum Hippie noch zum religiösen Schwärmer ausreicht? Ich wollte doch nur mal sehen, was an all diesem Indien-Gerede so dran ist. Mir wird klar, daß gar nichts mehr klar ist. Ich weiß aber, daß ich den nunmehr begonnenen Weg des Suchenden weitergehen werde.

Ich ging am Ganges

„Der Ganges ist in ganz besonderer Weise Indiens Fluß. Um ihn, den das Volk liebt, ranken sich Erinnerungen an vergangene Geschlechter, seine Hoffnungen und Ängste, seine Triumph-Gesänge, seine Siege und Niederlagen. Er ist Symbol der uralten Kultur und Zivilisation Indiens: ständig wechselnd, ständig fließend, und doch immer derselbe Ganges."

Mit diesen Worten beschrieb einst Nehru den heiligsten aller heiligen Flüsse der Inder, jenen Fluß, der wohl als einziger auf der Welt von seinem Volk „Mutter" genannt wird. Es gibt andere bedeutende Ströme. Doch keinem von ihnen kommt im Leben seines Landes und seiner Menschen eine so wichtige Rolle zu. Der Ganges mißt von seiner Quelle im Himalaya bis zur Mündung im Golf von Bengalen rund 2500 Kilometer. Doch es ist nicht die gewaltige Länge, die ihm die Bedeutung verleiht. Das, was ihn in der Vorstellung seines Volkes zum heiligsten Fluß der Erde macht, ist etwas anderes.

Um die Entstehung des Ganges ranken sich viele Legenden. So heißt es in den Erzählungen der hinduistischen Mythologie, der Ganges sei durch die Gebete eines heiligen Königs zur Erde herabgestiegen. Er sei aus der Zehe des Gottes Vishnu entsprungen. Um die Erde vor der Erschütterung seines Falls zu bewahren, habe Gott Shiwa den Fluß mit der Stirn aufgefangen und mit den Locken gezähmt.

„O Shiwa, der Ganges fiel auf Dein Haupt. Auf unseren Schultern tragen wir das Wasser des Flusses, um es dir, o Gott, im Tempel zu weihen. Erlöse uns von unserem Leiden." Dieses Lied der Pilger begleitete mich auf meinem Weg von den Bergen des Himalaya bis hinunter nach Kalkutta. Ich hörte es zum erstenmal in der Eisenbahn, die mich ins nordindische Hardwar, an den Ort der heiligen Waschungen, bringen sollte.

Es ist später Abend. Im Abteil ist es finster. Stromausfall. Ich sitze am Fenster und stille meinen Hunger mit gerösteten Erdnüssen, die ich auf dem Bahnsteig von einem Händler für ein paar Paisa gekauft habe. Ich kann meine Mitreisenden nicht sehen, nur ahnen. Neben mir und vor mir auf den hölzernen Bänken sitzen dichtgedrängt Frauen aus Bengalen, die Kinder auf dem Schoß. Auch ihr Ziel ist Hardwar: das Tor der Götter, die Pforte zum Paradies. Wie ich, wollen sie dorthin, wo der heilige Ganges aus dem Himalaya-Gebirge herausfließt.

Für fünf Rupien komme ich in einem bescheidenen Hotel unter. Es liegt unmittelbar am Ufer des Ganges, so daß ich das Wasser des Flusses rauschen höre. Der Wind weht durch die Fensterritzen. Es ist kalt. Die dünne Decke, die ich für eine Rupie gemietet habe, wärmt nicht. Doch andere Pilger scheinen nicht zu frieren. Bereits im Morgengrauen ziehen sie an meinem Fenster vorbei, lachend, lärmend und singend. Sie sind am Ziel. Sie sind am Ganges.

Auch mich hält nichts mehr auf meinem kalten Lager. Noch bevor die Sonne die Tempel von Hardwar in ihr Gold hüllt, stehe ich mit den anderen am Fluß. Die ersten Händler wärmen sich an der Petroleumlampe, die ihren Stand beleuchtet. Ihr Angebot in dieser frühen Morgenstunde sind Chapatis und Puri-Puris. Chapatis heißen die handtellergroßen fladenartigen Reisbrote, während Puri-Puri ein Ölgebäck ist, das wie unsere Berliner Pfannkuchen aussieht, nur mit dem Unterschied, daß es innen hohl ist. Für umgerechnet fünf Pfennig kaufe ich einen heißen Tee mit Milch und Zucker.

Die ersten Pilger stehen bereits bis zu den Hüften im eiskalten Wasser und beten. Sie glauben, daß der heilige Fluß ihre Unreinheiten mitnimmt und nach ihrem Tode auch ihre Asche. „Der Fluß trägt den Hunger, den Tod und die zeitliche Existenz zu einem Meer der Gewißheit und Glückseligkeit“, sagen sie.

Am Ufer ist es inzwischen lauter geworden. Die Sonne ist aufgegangen. Frauen sitzen auf den feuchten Steinen und verkaufen Gewürze. Riksha-Fahrer halten nach Kunden Ausschau, und immer wieder kommen Männer vorbei, die, in Gruppen zu sechst oder acht, große, mit Blumen geschmückte Gestelle auf ihren Schultern tragen. In der Mitte baumelt ein großes Tongefäß. Es enthält Ganges-Wasser, das sie oft viele hundert Kilometer zu Fuß bis in ihr Heimatdorf tragen, wo sie es im Tempel weihen.

Ein Bettler, nur mit einem Lendenschurz bekleidet, steht bis zu den Knien in den eiskalten Fluten. Er hält einen Glasscherben wie eine Lupe in der Hand und sucht aufmerksam den steinigen Boden ab. Von Zeit zu Zeit greift er ins Wasser, um die Münzen herauszufischen, die von frommen Gläubigen hineingeworfen wurden – damit sie ihnen Glück bringen. Nun bringen diese Münzen dem Bettler Glück.

„Hariom Shanti – Krishna gebe dir Frieden!“ ruft mir ein anderer Bettler zu. Er hat sich auf den Stufen niedergelassen, die zum Tempel führen. Mit einer Holzklapper macht er die Vorübergehenden auf sich aufmerksam. Er scheint blind zu sein. Pilger werfen ihm kleine silberne indische Münzen, Paisa, zu. Andere lassen Reiskörner, die wie Mini-Popcorn aussehen, in seine Hand rieseln. Der bunte Reis soll ihm Glück bringen. Immer wieder Atem schöpfend, steigen wir die Stufen hinauf. Es sind wohl mehr als 300. Und je höher wir steigen, desto unübersichtlicher wird das Gedränge, desto dichter sitzen die Bettler auf den Stufen, desto klebriger ist der Boden. Die süßen Reiskörner, die die Pilger nicht nur an Bettler, sondern auch untereinander als Glücksbringer verteilen, haben die Wege wie Schnee überzogen. Die Tempel-Besucher, die an diesem heiligen Ort in Socken oder barfuß laufen, bleiben bei jedem Schritt mit ihren Füßen kleben. In den Hallen riecht es nach Sandelholz und Räucherstäbchen. Die Statuen der Götter sind mit gelben Blumen geschmückt. Die Priester sitzen draußen unter den Sonnendächern und warten auf Kundschaft. Einige sind wohlgenährt und wirken keineswegs etwa asketisch. Andere sind hager, ja fast durchsichtig, mit zottigem Haar und geheimnisvollen Linien auf der Stirn. Kundige erkennen daran, welcher der vielen Richtungen des Hinduismus sie angehören.

Ich bleibe stehen, um einen Priester zu beobachten, der sich einer indischen Familie zugewandt hat. Er sitzt unter einem Sonnenschirm und spricht wie im Selbstgespräch. Die Familie – wahrscheinlich Großeltern, Eltern und zwei Kinder – blickt gespannt auf ihn. Plötzlich schweigt der Priester, und erst nach einer Weile scheint er aus seiner Versunkenheit erwacht zu sein. Jetzt redet er mit den vor ihm Sitzenden. Dann hört er, was seine Zuhörer ihm zu sagen haben. Ich könnte die Szene für ein christliches Beichtgespräch halten oder für die Aussprache mit einem Erziehungsberater. Nur, daß zwischendurch Geldscheine hingelegt werden, will nicht so recht in das Bild passen.

Ein kundiger Inder übersetzt mir das Geschehen: Die Familie bittet den Brahma-Priester, er möge für sie Krishna anrufen. Der Priester verlangt dafür zehn Rupien, für manche indische Pilger ein Monatsgehalt oder mehr. Wenn die Familie das Geld hingelegt hat, beginnt der Priester mit dem Gebet, solange, bis er plötzlich seine Stirn in Falten zieht und der Familie mitteilt, daß seine Verbindung zu Krishna abgerissen sei. Das Gebet habe aufgehört – wie von selber. Und er sagt ihnen, woran das gelegen hat: Die Gebets-Gebühr sei abgelaufen gewesen. Er braucht noch einmal zehn Rupien, um weiterbeten zu können. Jede gläubige Hindu-Familie zahlt bereitwillig, denn vor Krishna will sie doch nicht knauserig sein.

„Diese Priester sind üble Burschen, sie sind Halsabschneider“, schimpft der Rikscha-Boy, der mich zum nächsten Tempel bringen soll. „Sie nehmen den Leuten den letzten Pfennig ab.“

Ein Platz für heilige Männer

„Love ist life – Liebe ist Leben" – steht auf dem Schild vor dem Autobus, der mich weiterbringen soll. Nur wohin die Fahrt geht, ist nirgends zu lesen. Ich habe mir eine Fahrkarte nach Rishikesh gekauft. Da der Schaffner nichts sagt, als ich sie ihm in die Hand drücke, nehme ich an, daß ich im richtigen Bus sitze. Wir fahren nordwärts.

Obwohl die Entfernung nur 25 Kilometer beträgt, benötigen wir fast drei Stunden. Die Straßen sind schmal und führen durch unwegsames, steiles Gelände. Während ich mich noch mit dem Gedanken beschäftige, ob diese klapprigen Autobusse solche Fahrten wohl heil überstehen, entdecke ich auf der linken Straßenseite einen Autobus, der auf dem Kopf steht und die Räder in die Höhe reckt. Die Mitfahrer werden gesprächig. Sie erzählen, er sei vor einer Woche – oder waren es zwei? – von einer der höher gelegenen Straßen heruntergefallen. Wie durch ein Wunder jedoch hatten alle Passagiere überlebt.

Wir kommen ohne Unfall, ja sogar ohne die obligatorische Autobuspanne, in Rishikesh an. In Rishikesh, dem Ort der Rishis, der weisen Männer, der Verkünder der göttlichen Offenbarung. Hier ist es stiller als in Hardwar. Am Ganges-Ufer klebt Hindu-Kloster an Hindu-Kloster, Pilgerheim an Pilgerheim. Sie bieten den von weither Angereisten ein Dach über dem Kopf, wenn sie zu heiligen Zielen unterwegs sind. Früher war die Übernachtung selbstverständlich kostenlos gewesen, aber auch in Indiens heiligen Orten hat sich die Zeit gewandelt. Heute bezahlt der Pilger pro Nacht und Zelle bis zu zehn Rupien. Nur noch wenige sogenannte Daramshalas beherbergen ihre Gäste unentgeltlich. Aber ob zehn Rupien oder keine: die Zellen sind kahl und kalt. In einigen steht nicht einmal eine Pritsche für die Nacht, so daß der Pilger auf dem Boden schlafen muß. Aber wer meditiert, fragt nicht nach Luxus. Im Gegenteil. Luxus ist äußerlich.

Ich setze mit einem Boot ans andere Ufer des Ganges über. Mein Gepäck über der Schulter, wandere ich in der Abendsonne einen steilen Pfad hinauf. Schon aus der Ferne hatte ich die Türme des Ashrams entdeckt, das mein Ziel sein sollte: der Ashram des Maharishi Mahesh Yogi, der bereits in Europa als „Flug-Experte“ meine Aufmerksamkeit erweckt hatte. Hier in diesem Ashram in Rishikesh soll es gewesen sein, wo er bereits die Beatles zu höheren geistigen Zielen geführt haben will. Seitdem jedenfalls steht er im Blickpunkt des öffentlichen Interesses der westlichen Welt.

In Indien läßt sich der Maharishi jedoch nur noch selten sehen. Es heißt, daß die indischen Behörden ihn nicht sonderlich gerne haben. Wenn er kommt, dann fliegt er möglichst unauffällig von Bombey oder Delhi aus per Hubschrauber ein. Der Landeplatz, der eigens für ihn auf dem Ashram-Gelände angelegt wurde, wird für solche Besuche tiptop gehalten.

Ein Mönch in orangefarbenem Gewand weist mir den Weg zum Büro. Ich gehe an Reklameschildern vorbei und lese: „National-Bank – gegründet im zweiten Jahr der Erleuchtung“. Der Materialismus scheint auch vor den Toren bestimmter heiliger Orte nicht haltgemacht zu haben. Im Gras entziffere ich kleine weiße Schilder mit der Aufschrift: „Rauchen und Drogen strengstens verboten!“ Im Büro grüßt mich das mir inzwischen vertraute Bild des Maharishi. Er lächelt sein unergründliches Lächeln – wie in Europa. Unter dem Foto lese ich die Worte: „Wissen ist gegründet im Bewußtsein,“ und ich bin mir nicht einig, ob ich sie als beeindruckend oder als ziemlich platt empfinden soll.

Der junge Mann vom Empfang bedauert. Er dürfe nach Anweisung des Meisters nur Inder aufnehmen. Ich solle es doch im Nachbar-Ashram versuchen, bei Swami Munishand, einem Meister des Yoga. Er sei Ausländern gegenüber sehr aufgeschlossen. Und so erhalte ich bei Swami Munishand, dem Meister des Yoga, eine Zelle mit Pritsche und Garderobenhaken. Sogar eine einsame Glühbirne leuchtet von der Decke, und von der Tür aus schaue ich auf den vorbeifließenden Ganges.

Während ich noch vom Zauber der untergehenden Sonne gefangen bin, kommt ein kahlköpfiger junger Mann auf mich zu. „Der Swami läßt bitten", sagt er und bedeutet mir, ihn zu begleiten. Ich folge ihm. Swami Munishand sitzt auf einem orangefarbenen Podest vor dem Ashram und ist – so wie ich vor wenigen Minuten noch – in den Sonnenuntergang vertieft. Mein Begleiter gibt mir zu verstehen, daß ich die Schuhe auszuziehen habe und daß ich zu Füßen des Meisters Platz nehmen darf.

Da sitzt also ein echter Guru, denke ich. Und ich sitze vor ihm und fühle mich unbehaglich, denn ich weiß nicht so recht, wie ich mich verhalten soll. Am besten, ich schweige und warte ab, beschließe ich, denn Swami Munishand scheint sehr weit weg zu sein. Er scheint in einer anderen Welt zu leben als ich, aber in Indien habe ich solche Menschen schon öfter angetroffen. Wahrscheinlich bin ich zu weltlich für solch einen heiligen Mann, und er hat längst beschlossen, mit mir nicht zu reden.

Ist er mir sympathisch? Ich sehe das feine, hagere Gesicht, den kahlgeschorenen Kopf, die schlanke Gestalt. Er scheint so um die 60 zu sein. Mühelos, ja ich möchte sagen, schwerelos, sitzt er im Lotussitz, das orangefarbene schlichte Tuch trägt er fast majestätisch – wie ein König seinen Hermelin – allerdings hat mein Guru nur eine Schulter bedeckt.

Ich hocke weniger majestätisch vor ihm, die Beine, um sie irgendwo zu lassen, zum Schneidersitz gekreuzt. Sie schmerzen bereits, und ich beginne, hin- und herzuwakkeln.

Nachdem sie Sonne hinter den Bergen verschwunden ist, blickt mich der Guru mit seinen auffallend tiefliegenden braunen Augen durch seine goldumrandete Brille lange und aufmerksam an. „Where are you from", sagt er in sehr indischem Englisch. „Why are you here?" – „Ich komme aus Deutschland, und ich bin hier, weil ich die Wahrheit suche." „Die Wahrheit ist nicht in Indien, sondern in dir selbst", sagt er nach einer Weile des Schweigens und hat damit gar nicht so unrecht. Nur verstehe ich es noch nicht. Es ist dunkel geworden.

Ich gehe in meine Zelle zurück und möchte am liebsten in ein bequemes Hotel ziehen. Ich schaffe es sowieso nicht, denke ich verzweifelt. Der Swami ist zwar ein weiser Mann, aber er ist so weit weg. Ich kann ihn nicht erreichen, ich mag nicht mehr. Aber ich widerstehe der Versuchung. Ich ziehe mir zwei dicke Pullover und meinen Mantel an, wickle mich in die Steppdecke, die auf der Pritsche liegt, und schlafe glücklicherweise sofort ein. Am nächsten Morgen bin ich dankbar, daß ich geblieben bin.

Ich schäle mich aus meiner Steppdecke, binde zwei Kopftücher um und öffne die Tür meiner Zelle.

Grau und eisig kalt steigt der neue Tag herauf. Drin ist es ebenso kalt wie draußen. Ich muß an heißen Kaffee denken, den es hier ganz bestimmt nicht gibt. Und während ich in der Tür stehe und friere, sehe ich Swami Munishand. Mit seinem orangefarbenen Lendenschurz bekleidet, den Oberkörper nackt, kehrt er vom Bad im Ganges zurück: langsam und andächtig, geradeso, als ginge er in der wärmenden Sonne.

Der Swami hat mich entdeckt und winkt. Ich soll zur Andacht kommen, die gleich beginnt, und so folge ich ihm in den Tempel und setze mich mit gekreuzten Beinen auf den Boden neben die anderen, die bereits versammelt sind. Weil ich keine Decke habe, lege ich mein Handtuch über die Beine, damit der kalte Wind vom Fluß, der durch die Ritzen zieht, sie nicht noch mehr auskühlt.

Der Meister des Yoga nimmt, nur mit dem Lendenschurz bekleidet, auf einem Kissen unter seinem Foto Platz. Zur Rechten ein mit Blumen geschmücktes Bildnis Shiwas, zur Linken glaube ich Lakshmi, die Glücksgöttin, zu erkennen. Ein alter Mann, der zuvor noch das Ashram-Gelände mit dem Reisigbesen gefegt hatte, bringt eine Schale mit Räucherstäbchen, die dünne graue Fäden in die Luft malen.

Eine halbe Stunde singt der Vorbeter immer wieder dieselbe Melodie. Dann wechselt der Swami ihn ab, und die anderen Versammelten singen im Chor. Ich verstehe immer nur das Wort „Baghwan", was so viel heißt wie Gott oder Guru. Zwischendurch herrscht Stille zur Meditation. Dann schreiten alle zum Swami und verneigen sich vor ihm. Ich gehe hinterher und verneige mich als letzte, und auch mir gibt er ein paar süße Reiskörner in die Hand.

Für die heiligen Männer von Rishikesh beginnt jeder neue Tag mit dem ersten Morgengrauen. Lange vor Sonnenaufgang kommen sie aus ihren Höhlen im Himalaya hinunter an den Ganges, um ein Bad zu nehmen, das Körper und Seele reinigt, so wie es Swami Munishand tat. Danach kehren sie zurück in ihre selbstgewählte karge Einsamkeit, dorthin, wo sie auf ihrem Weg nach Innen, zu ihrem Gott, niemand aufhält. Vielleicht haben sie mir etwas Wichtiges zu sagen. Ich sollte zu ihnen gehen.

Ein Sherpa – darin geübt, Trecks durch das Himalaya-Gebirge zu führen – zeigt mir den Weg zu einer dieser Höhlen. Nur mit geschultem Blick ist sie zu entdecken, denn sie liegt verborgen hinter Bäumen, Sträuchern und Geröll, weitab von den Wegen. Der Guru, dem wir einen Besuch machen wollen, ist weit über 100 Jahre alt, sagt der Sherpa. Für ihn existiere die Zeit nicht mehr. Sie habe keine Bedeutung. Ich bitte den Sherpa, vorzugehen und zu fragen, ob ich den alten Mann in seiner Höhle besuchen darf. Gebückt verschwindet er in einer Felsöffnung, und nach einer Weile winkt er mich heran. Ich darf kommen. Mit Herzklopfen klettere ich dem Sherpa nach und finde mich in einem dunklen Felsenloch wieder. Licht dringt nur durch den Eingang herein. Nachdem sich meine Augen an das Dämmerlicht gewöhnt haben, sehe ich den Guru: Langes, zottiges dunkelgraues Haar, ein ebenso zottiger Bart, das Gesicht darin versteckt, nur die großen schwarzen Augen blicken daraus hervor wie zwei dunkle tiefe Teiche. Sie blicken mich freundlich – und ich glaube, sogar etwas erstaunt – an. Ich setze mich in respektvollem Abstand vor ihn auf den felsigen Boden. „Wo finde ich die Wahrheit?" frage ich ihn. Er lacht und sagt, geradeso, als sei es das Selbstverständlichste und Einfachste der Welt: „Du mußt dich von Gedanken leer machen."

Auf dem Weg zurück nach Rishikesh berichtet der Sherpa von einer deutschen Frau aus München, die etwa zehn Kilometer von hier entfernt hoch in den Bergen in solch einer Höhle wohnt. Sie sei etwa 35 Jahre alt und gelte als heilig. Seit 16 Jahren sei sie in ihrem einsamen Unterschlupf.

Ein junger Mann begegnet uns. Er ist nackt, und ich wundere mich, daß es ihm in diesem rauhen Klima nicht zu kalt ist. Der Sherpa spricht ihn an, und er erzählt uns seine Geschichte. Er sei aus Spanien, aber in seiner Heimat habe er nicht gefunden, was er suchte. Er sei reich und erfolgreich gewesen, aber unglücklich. Auf einer Reise durch Indien habe er plötzlich gespürt, daß er hier auf der richtigen Spur sei. Er habe viele Gurus aufgesucht, bis er nach einigen Jahren in den Himalaya gelangt sei. Nach und nach habe er alles verlassen, alles aufgegeben, bis er nicht einmal mehr Kleidung besessen habe. Und nun sei er der glücklichste Mensch der Welt, denn er sei der Wahrheit nähergekommen. Er sei auf dem Wege.

Diese Männer haben es fertiggebracht, sich von allem zu lösen, stellte ich bewundernd fest. Sie haben alles hingegeben, um alles zu gewinnen. Zugegeben, sie wirkten fröhlich und zufrieden, geradeso, als gingen sie nicht mehr ins Ungewisse, sondern als wüßten sie, daß ihr Weg der richtige ist.

Diese heitere Gelöstheit hatte ich auch bei den Männern im Ashram des Maharishi gefunden. Trotzdem hatte ich hier große Mühe gehabt, ihnen zu vertrauen. Warum nur? Mag sein, daß dort alles zu geschäftlich und geplant, oder sage ich besser: zu organisiert ablief, geradeso, als brauche man für sein inneres Weiterkommen nur eine Fahrkarte mit Ziel „Erleuchtung" zu lösen – und die natürlich gegen gute Bezahlung.

Wenn die Swamis fliegen ...

Wenn die Swamis das Fliegen üben, dürfe ich wiederkommen und zusehen, hatte mir bei meinem ersten Besuch der freundliche Mann in der Empfangshalle gesagt. Ich wanderte also wieder hinauf, vorbei an den Meditationshütten, die wie riesige Bienenkörbe am Abhang kleben. Im Büro des Ashrams angelangt, macht mir derselbe junge Mann höflich, aber energisch klar, daß ich an der Flugstunde leider nicht teilnehmen könne, da das die Konzentration der Flugschüler stören würde.

Ich hatte so etwas schon fast geahnt und daher am Tag zuvor bereits darum gebeten, wenigstens einmal einen Blick in die leere Flughalle werfen zu dürfen. Auf dem Boden des großen Saales waren dicke Polster ausgebreitet gewesen, damit sich die Anfänger bei ihren Hüpf-Übungen und den damit verbundenen unsanften Landungen nicht verletzen. Um bei der Meditation von der Erde abzuheben, so hatte mir ein besonders mitteilungsbedürftiger Kollege des Empfangschefs erklärt, bedürfe es einer langen und ausdauernden Übungszeit. Schade, daß es mir nicht gelungen war, denn ich wäre ja wohl die erste gewesen und hätte berichten können, ob das, was der Maharishi behauptet, auch stimmt. Aber so muß es eben weiterhin ein Geheimnis bleiben.

Bevor ich den Ashram verlasse, darf ich noch ein Foto von dem prächtigen Palast machen, den Maharishi Mahesh Yogi während seiner Indien-Besuche bewohnt. Er hat mit einer Meditationshütte nichts mehr gemein. Welch ein Unterschied zu den schlichten Ashrams der Umgebung! Aber auch sie sind längst nicht mehr das, was sie einmal waren: bescheidene Stätten, in denen fromme Pilger sich von der Welt zurückziehen konnten. Die meisten Ashrams sind heute eher Meditationsfabriken. Sie bieten 800 bis 1000 Gästen Platz und haben mit Orten der stillen Einkehr wenig zu tun. In Rishikesh schmiegen sich die Häuser in Stufen an die Berge. Der Pilger hat viel zu klettern, bis er seine Zelle erreicht. Die Räume sind sehr klein, fast wie Speisekammern, und innen gibt es oft nicht einmal eine Pritsche. Ich war mit meiner Holzliege, der Steppdecke und der Glühbirne unter der Decke fast luxuriös ausgestattet. Oft müssen sich auch mehrere Personen solch eine Bude teilen. Und überall auf den Vorhöfen und vor den Schlafstätten sehe ich Andenkenbuden, Händler und Stände, an denen der phantasievollste Kitsch angeboten wird. Das Gewühl erinnert mich an unseren Kirmesbetrieb. Trubel und Lärm haben daher die echten Asketen und Sucher immer höher hinauf in die Berge vertrieben. Je frommer und erleuchteter, desto höher sind sie geflohen.

Gehen wir den Ganges abwärts! Gehen wir weiter nach Alahabad! Der Ort hat für Pilger besondere Bedeutung, weil vor seinen Toren die beiden heiligen Flüsse Ganges und Yamuna zusammenfließen. Tausende lassen sich Tag für Tag auf Booten zu jener Stelle hinausrudern, an der die gelbbraunen Fluten des Ganges sich mit dem grünen Wasser des Yamuna vereinen. An dieser Stelle sollen die Gebete besonders wirksam sein.

Der Weg zum Flußufer führt durch eine karge, in trokkenen Jahreszeiten wüstenähnliche Landschaft. Fast immer ist sie von Pilger-Zelten übersät. Und je mehr sich der Besucher dem Flußufer nähert, desto dichter stehen Zelte, Andenkenbuden und Taxifahrer mit ihren Autos, daneben eine Schar von Riksha-Boys mit ihren Karren oder Fahrrädern. In den Morgenstunden setzt der Andrang auf die Boote ein. Da wird um Rupien und Paisa gefeilscht, da wird geschubst und gedrängelt, denn jeder möchte der erste sein.

Die Familien sind mit Kisten und Kästen bepackt, mit Blumen, Opfergaben und Verpflegung für einen oder mehrere Tage. Die Boote stoßen vom Ufer ab und halten nach kurzer Fahrt genau an der Stelle, an der die Flüsse aufeinandertreffen. Hier ankern sie Seite an Seite, so daß sie eine schwimmende Insel bilden und jeder in jedes Boot hinüberwechseln kann. Einige Pilger steigen über Bord und baden, andere sitzen unbeweglich und meditieren. Brahma-Priester warten auf Kundschaft, an der es an solch einem Tage nicht mangelt. Gegen Geld schicken sie Gebete an jeden gewünschten Gott. Die Hindus haben eine reiche Auswahl. Wenn der Priester dann nach längerer Sitzung seinem Klienten das Stirnmal zeichnet, ist die Zeremonie vorbei. Die nächsten sind dran.

Am Ufer tut sich im Laufe des Tages ebenfalls viel. Hier haben sich vor allem Scharen von Bettlern eingefunden. Sie sitzen am Weg zu den Booten wie Perlen auf die Schnur gereiht. Sie haben die Blechnäpfe vor sich aufgestellt und recken jedem Ankömmling ihre von Lepra zerfressenen Arme und Beine entgegen. Die meisten haben ihren Platz wahrscheinlich teuer erkauft, für 40 oder 50 Rupien am Tag. Vielleicht sogar für 100 Rupien.

Bettelplätze an Pilgerstätten sind teuer, da sie ertragreich sind. Vermietet übrigens werden sie von anderen Bettlern, die es nicht mehr nötig haben zu betteln. Schließlich soll es in Indien Bettler geben, die ihre Söhne studieren lassen. Sie schicken sie zu den renommiertesten Universitäten und bezahlen ihnen das teuerste Studium. Betteln wird hier nicht etwa als eine beschämende Tätigkeit, sondern als Beruf angesehen. Es gibt Schulen, an denen das Betteln unterrichtet wird, und es gibt Agenturen, die Kinder verstümmeln, damit die Eltern mit ihnen mehr Geld einnehmen. Trainierte Pfleger verbinden – gegen Bezahlung natürlich – Gesunde, damit sie wie Lepra-Kranke aussehen. Indien-Reisende können davon ausgehen, daß Bettler in den Touristen-Zentren nicht aus Armut betteln.

Aber es ist durchaus nicht so, daß nur die Ausländer Almosen geben. Auch Inder tun dies. Doch als fromme Hindus tun sie es aus anderen Gründen als Christen. Während Christen aus Nächstenliebe geben – geben sollten – wollen sich Hindus für ihr nächstes Leben bessere Bedingungen erkaufen. Sie wollen ihr Karma günstig beeinflussen, denn sie glauben, daß jede Tat die Frucht der Vergeltung in sich birgt.

Wie gerne wäre ich einmal bei einer Kumbhmela, dem größten indischen Badefest, dabei, das alle zwölf Jahre gefeiert wird. 15 Millionen Menschen sollen es jedesmal sein, die sich dann zu einem bestimmten günstigen und heiligen Zeitpunkt in die Fluten des Ganges stürzen, denn das Wasser soll dann eine besondere magische Kraft übertragen. Allerdings ist das nicht ganz ungefährlich, denn den Berichten nach werden jedesmal bei solch einem Ereignis Tausende zu Tode getrampelt.

Die Kumbhmela und der Glaube an die besondere magische Kraft des Gangeswassers gehen auf eine Legende zurück. Bei einem Kampf der Götter mit den Dämonen sollen aus dem Krug, der den Unsterblichkeitstrank enthält, zwölf Tropfen auf die Erde gefallen sein, auf vier heilige indische Städte: auf Alahabad, Hardwar, Nasik und Ujjain. Und dies sind daher die Städte, in denen das Badefest gefeiert wird. Aber zwölf Jahre will ich nicht warten, und so recht kann ich an die magische Kraft des Wassers auch nicht glauben. Ich muß weitergehen.

Der Ganges wäscht die Sünden ab

„Um das Rad des Dharma – des Weltgeistes – ein letztes Mal zu drehen, begebe ich mich nach Benares“, soll Buddha einmal gesagt haben, und aus diesem Grunde folgen noch heute täglich Tausende von Hindu-Pilgern seinem Beispiel. Der heilige Fluß Ganges ist in Benares ganz besonders heilig: weil der Legende nach Shiwa hier ein Bad nahm. Zuvor hatte er, wie es heißt, das fünfte Haupt Brahmas abgeschlagen, als Strafe für den Inzest Brahmas mit seiner Tochter. Shiva soll es auch gewesen sein, der die Kraft des Ganges für die Sündenvergebung in einer Hymne mit den Worten pries: „Wie Feuer Brennholz verzehrt, so verzehrt dieser Strom die Sünden des Bösen.“

In Benares ist die mystische Stimmung des Übersinnlichen fast greifbar. Hier, wie nirgendwo sonst, meine ich, Religiosität mit der Luft einzuatmen. Schon in den frühen Morgenstunden kommen die Pilger an das Ufer des Ganges. Sie stehen, sitzen und drängeln sich auf der fünf Kilometer langen Treppenanlage des Ufers, den sogenannten Badeghatts. Die Touristen kommen meist erst zur Stunde des Sonnenaufgangs, um dann das Geschehen von einem Boot aus zu beobachten. Später sind die Pilger wieder ganz unter sich.

Mir gelingt es, die sich aufdrängenden Touristenführer abzuschütteln. Ich ignoriere einfach ihre entsetzten Worte, daß es verboten sei, allein durch die Badeghatts zu gehen. Das sagen sie immer, um ja nicht etwa Kunden zu verlieren. Die meisten Fremden lassen sich dadurch sofort verunsichern und entschließen sich, einen Begleiter mitzunehmen. Doch ich will allein sein unter all den Tausenden von Hindu-Pilgern.

Händler preisen schlechte Dias vom Ganges an, süße

Reiskörner, Blumen und Räucherstäbchen. Die Tempelglocke klingt fast verloren im Lärm des Pilgerbetriebes. Durch einen hoch an einem Mast befestigten Lautsprecher ertönt Musik: indische Pop-Musik aus einem der vielen Hindi-Filme, in denen des Lebens Freud und Leid in epischer Breite ausgewalzt wird. Ich steige die Stufen hinauf und wieder hinunter, vorsichtig um die Kuhfladen und den anderen Schmutz herumsteuernd, und blicke in den Tempel an meinem Wege. Mönche mit kahlen Köpfen und in Orange gekleidet zelebrieren in der frühen Morgenstunde ihre Yogaübungen.

Unten am Wasser drängen sich die Menschen. Ich sehe Frauen, die ihre Wäsche im heiligen Fluß waschen und sie auf Steinen schlagen. Gurus stehen unbeweglich wie Statuen aus Stein bis zu den Hüften im Fluß. Einige Schritte weiter planschen Kinder in den schlammigen gelblichen Fluten, daneben waschen sich Männer und Frauen, die Frauen meist mit ihrem Sari bekleidet, der ebenso naß ist wie sie. Andere putzen sich mit dem Ganges-Wasser die Zähne und versäumen nicht, hin und wieder einen kräftigen Schluck davon zu trinken. Ich denke daran, daß sich nur gut einen Kilometer weiter oben die Verbrennungsstätte für die Toten befindet, deren Asche, und oft auch die Leichenteile, dem Fluß übergeben werden. 800 sollen es angeblich pro Tag sein. Wie oft treiben auch Tierkadaver im Wasser an den Badenden vorbei. Ich würde wahrscheinlich sterben, wenn ich vom Ganges-Wasser trinken oder auch nur in ihm baden würde. Doch für all die Pilger hier ist der Gedanke, das Wasser könnte vielleicht schmutzig sein, absurd. Sie sind nicht nur davon überzeugt, daß es sauber und gesund ist, sondern für sie kommt es in seiner Wirkung dem Nektar gleich, der den griechischen Göttern immerwährende Jugend und Gesundheit schenkt. Es gibt sogar Wissenschaftler, die festgestellt haben wollen, daß im Ganges-Wasser alle Krankheitserreger auf geheimnisvolle Weise ihre Wirkung verlieren. Der Fluß enthalte eine Substanz, die Bakterien sofort auflöse.

Ich bin inzwischen an der Verbrennungsstätte angelangt. Männer zerkleinern Holz für die Scheiterhaufen. Neben ihnen sind einfache, aus Bambus und anderem Holz gezimmerte Bahren aufgereiht. Auf ihnen liegen, in rote Tücher gewickelt, die Körper der Verstorbenen. Drei Scheiterhaufen brennen bereits. Das trockene Holz knistert in den Flammen, die es gierig verzehren.

Aus den Schriften der Hindus geht hervor, daß es nicht immer üblich gewesen ist, die Toten einzuäschern. „Kehre zur Mutter Erde zurück. Möge sie gut zu dir sein. Möge sie dir leicht sein und dich nicht bedrücken." Mit diesen Worten sollen die verstorbenen Hindus der Erde anvertraut worden sein. Auch heute werden nicht alle nach ihrem Tode eingeäschert. Bei kleinen Kindern und bei den Saddhus wird eine Ausnahme gemacht. Saddhus sind Männer, die sich als Wandermönche „auf die Suche nach den ewigen Gütern" begeben und der materiellen Welt entsagt haben. Ihr Körper wird nach ihrem Tode unverbrannt den heiligen Wassern übergeben. Alle anderen jedoch müssen erst durch die reinigende Wirkung des Feuers geläutert werden.

Viele Hindus, die es sich finanziell leisten können, warten nicht erst bis zu ihrer Todesstunde. Sie verabschieden sich von ihren Angehörigen und begeben sich in den letzten Jahren ihres Lebens an den Ganges. Hier wohnen sie in kleinen Hütten am Flußufer und bereiten sich auf ihren Tod vor. Ihr Leben gilt nur noch dem rechten Sterben, es besteht aus Beten, Fasten und Meditation. Wenn sie spüren, daß ihre Zeit gekommen ist, lassen sie sich von Freunden oder Verwandten zum Fluß tragen und ins Wasser legen, zur letzten Reinigung. Dann wird ihr Kopf mit Ganges-Wasser benetzt und ihr Körper mit dem Schlamm des Flusses bestrichen.

In Ruhe und in der Gewißheit, alles getan zu haben,

was einem gläubigen Hindu zu tun möglich ist, können sie nun dem Ende entgegensehen. Wenn sie gestorben sind, werden sie gewaschen, parfümiert und in ein Laken gewickelt. In frommen Hindu-Familien wird daheim ein heiliges Feuer gepflegt, das nie ausgehen darf. Von ihm wird die Flamme geholt, die den Scheiterhaufen in Brand setzt. Die Flamme, die von jenem Feuer kommt, das zu Hause nach guter alter Tradition die Opfergaben zu den Göttern trägt, soll nun dem Verstorbenen helfen, im Unsichtbaren seinen geistigen Weg zu gehen.

Der älteste Sohn führt den Trauerzug an. Es ist auch seine Aufgabe, den Scheiterhaufen in Brand zu setzen: an der Kopfseite, wenn der Tote ein Mann ist, und am Fußende, wenn der Tote eine Frau ist. Die weiblichen Angehörigen gehen nicht mit zur Einäscherung. Sie trauern laut klagend zu Hause, unterstützt von professionellen Klageweibern.

Wenn der Scheiterhaufen eine Weile gebrannt hat, zerschlägt der Priester den Schädel des Toten mit einem Stock. Für einen Hindu ist die Seele in der Knochenhülle des Schädels eingeschlossen. Sie ist seine Gefangene, und erst, wenn der Schädel gespalten ist, kann die Seele frei werden. Danach verläßt die Trauergemeinde die Verbrennungsstätte, denn nun weiß sie, daß der Tote nicht mehr in seinem Leibe ist. Er hat von der Erde Abschied genommen und befindet sich bereits auf dem Wege zu anderen, höheren Zielen.

Der Tod wird hier, am Ganges, als ein Teil des Lebens gesehen, als etwas, das zum Leben dazugehört und von ihm nicht zu trennen ist. Ebenso, wie die Geburt für den gläubigen Hindu nicht ein Anfang bedeutet, ist der Tod für ihn nicht das Ende, sondern ein Tor, das jeder Lebende zu durchschreiten hat. Der Hindu ist davon überzeugt, daß er viele Leben gelebt hat und schon viele leibliche Tode gestorben ist und daß er noch viele Leben leben wird und viele leibliche Tode sterben wird.

Diese Folge von Leben und Tod wird so lange dauern, bis er jene Stufe erreicht hat, in der sein Selbst zur unauflösbaren Vereinigung mit dem Sein bereit ist. Dieser unendlich lange Weg kennt nur eine Abkürzung. Wenn sich die Asche eines Verstorbenen mit den heiligen Fluten des Ganges vereint, hört das Rad der Wiedergeburten auf, sich zu drehen.

Die Sehnsucht nach dieser Erlösung ist es, die den gläubigen Hindu an den Ganges ruft. An seinen Ganges. Und wenn er sich die weite Reise in diesem Leben nicht leisten kann, dann vielleicht im nächsten – oder im übernächsten.

Ein Guru in der Eifel

Die Gurus unserer westlichen Welt sind die Psychologen. Sie sprechen die Sprache der Menschen, die in dieser Welt leben, auch dann, wenn es sich manchmal um unverständliches Kauderwelsch handelt. Gegründet auf den unterschiedlichsten Lehrmeinungen, die unterschiedlichsten Methoden praktizierend, versuchen sie, denen zu helfen, die zu ihnen kommen. Es sind Menschen, die einen Halt suchen, die einen festen Grund brauchen, denn sie haben jenen Grund verloren, der ihren Wurzeln lebendige Nahrung aus dem Unendlichen vermittelt. Irgend etwas hat sie um die Dimension der Tiefe gebracht, ohne die der Mensch verflacht und seine Seele verkümmert.

Ein schlechter Psychologe – und es gibt viele von ihnen – wird den in seiner Seele Entwurzelten im Kreis führen, von seinem eigenen unersättlichen Ich zu seinem eigenen unersättlichen Ich. Ein guter Psychologe lenkt ihn behutsam heraus aus dem „Im-Kreis-Laufen", vom Ich zum wahren Selbst, vielleicht sogar über sich selbst hinaus.

Es war in einem malerischen Eifel-Dörfchen. Berge, Hügel, Wälder, Wiesen, eine Burg hoch oben, trutzig, wachend über eine Handvoll frisch gestrichener Fachwerk-Häuser. So richtig ein Platz, an dem der Mensch aufatmet, seine Seele sich erholt.

Hier hatte ich mich mit einer kleinen Gruppe zum Bioenergetischen Training getroffen. Bioenergetik – so heißt es – sei eine Methode, bei der durch Körperübungen die Seele erreicht werden soll: Wenn der Körper nach höchster Anspannung in die Entspannung übergeht, macht – hoffentlich – die Seele mit.

Wir lagen auf dem Rücken, strampelten mit den Beinen und trommelten mit den Füßen auf den Boden. Zehn Minuten lang. Oder waren es zwanzig? Ein Beobachter hätte uns wahrscheinlich für verrückt erklärt. Aber gehen wir davon aus, daß wir nicht verrückt waren. Wir taten nur das, was uns der Therapeut zu tun aufgegeben hatte. Allerdings, ohne uns Sinn und Zweck zu erklären.

Dann sagte er, wir sollten die Arme ausbreiten und laut „Komm“ rufen. Wir sollten den Menschen rufen, den wir uns am sehnlichsten herbeiwünschten. Wir taten es und riefen „Komm“. Laut, leise, zaghaft, fordernd.

Haben Sie in Ihrem Leben genügend Liebe bekommen? Sind Sie abgewiesen und enttäuscht worden? Unser Seelenführer moderner Schule versuchte uns klarzumachen, daß Liebe etwas ist, auf das wir ein Recht hätten und das wir daher fordern müßten.

Ich beobachtete unauffällig meine Mitstreiter.

Einige weinten, andere begannen, von sich und ihren Enttäuschungen zu erzählen. Die harte Schale, die Schutzschicht um ihr empfindsames Inneres, war geknackt, und ich fragte mich verwundert, was denn da so gewaltig auf sie gewirkt haben konnte. War ich so hart gesotten oder gar verstockt, daß sich bei mir nichts tat? Und nicht nur das. Ich spürte, daß ich nicht mehr folgen konnte. Liebe fordern! Ein Recht auf Liebe! Mir kamen Zweifel, ob dies die richtige Richtung sein sollte. Was würden Menschen wie Mutter Teresa dazu sagen?

Zurück an den Ganges

Mutter Teresa besucht einen Gottesdienst in Essen, hatte ich erfahren. Als ich ankam, war die Kirche bereits ziemlich voll. Ich setzte mich in die letzte Reihe und hielt unauffällig Ausschau nach dem weißen Sari mit den blauen Streifen. Zwischen all den winterlich gekleideten Menschen müßte er doch hervorleuchten. Vergeblich suchte ich die Reihen der Ehrengäste ab, neben dem Bischof oder doch zumindest nicht weit davon entfernt. Erst, nachdem ich fest überzeugt war, Mutter Teresa hätte sich wohl verspätet und sei noch gar nicht eingetroffen, fand ich sie: vor mir in der vorletzten Reihe. Betend ließ sie den Rosenkranz durch ihre Finger gleiten. Um sie herum die anderen Messebesucher. Beim Friedensgruß drehte sie sich um und reichte mir die Hand: Peace be with you – Friede sei mit dir! sagte sie. Dabei schaute sie mich mit ihren dunklen, liebevollen Augen an, mit ihren Augen, die so viel Tiefe verraten. Unwillkürlich mußte ich an unser Bioenergetisches Training denken. Wie oft hat Mutter Teresa wohl die Arme ausgestreckt und „Komm“ gerufen, aber nicht, um Liebe zu fordern, sondern um Liebe zu geben. Wenn wir von Mutter Teresa lernen wollen, müssen wir umkehren, ging es mir durch den Kopf. Es war plötzlich alles so klar.

Später, nach der Meßfeier, sprach sie vor Tausenden von jungen Leuten. Wer jetzt Anschuldigungen oder Klagen erwartet hatte, ja, vielleicht eine hieb- und stichfeste Statistik mit Zahlen, die die Armut in der Welt und den Überfluß der Besitzenden belegen, wurde enttäuscht. „Denkt daran, daß Jesus euch unendlich liebt“, sagte sie. „Dies ist Freude und Grund genug, diese Liebe an unsere Mitmenschen weiterzugeben!“

Mutter Teresa sagte dies gerade so, als überreiche sie den Schlüssel zu einem Geheimnis, zu dem Geheimnis, wie sich die Probleme der Welt lösen lassen. Und sie sagte es nicht nur, sie lebt es allen vor, daß für sie dieser Satz eine Formel ist, die den Weg von unserem eigenen Ich weg, hin zum Du, zu unserem Nächsten, weist. Ist Mutter Teresas Welt eine andere? Oder ist sie eine Welt, die vielen Menschen in ihrem Innern verlorengegangen ist, weil sie so lange in der falschen Richtung gesucht haben? Ich wollte es wissen, ich mußte zurück an den Ganges, nach Kalkutta. Ich wußte jetzt, daß es für mich dort noch etwas Wichtiges zu lernen gab.

Meine schwarze Reisetasche enthielt nur das Nötigste für ein paar Wochen: Zahnbürste, Unterwäsche und T-Shirts. Damit hatte Kalkutta eigentlich schon beim Pakken zu Hause begonnen, beim Packen meiner Kaum-Sieben-Sachen nach der Devise: Auf was kann ich verzichten? Alles mehr ist nicht nur zu viel, sondern Ballast. Wer allen Ballast wegläßt, fühlt sich leicht – erleichtert.

Kalkuttas feucht-heiße Luft empfing mich nach der Landung in der offenen Flugzeugtür. Als ich die Gangway hinunterschritt, malte sie Schweißperlen auf meine Stirn. Oder waren es nur Wassertropfen vom Waschküchendunst, der an den meisten Tagen des Jahres über der Stadt liegt? Die Sonne verbarg sich hinter einer Schicht wie aus Milchglas. Ich stellte fest, daß ich die Stadt bereits riechen konnte. Und schmecken. Der Rauch in der Luft schien von Tausenden von Feuern verursacht, die irgendwer irgendwo in der Umgebung entfacht haben mußte. Zwischen meinen Zähnen knirschten Staub und Asche. Entsetzt und benommen erreichte ich die Paßabfertigung, wo sich Hunderte von Menschen drängten. Mit ihren Tikkets fächelten sie sich Kühlung zu, denn die Ventilatoren – wie riesige schwarze Libellen hingen sie von der Decke – hatten längst ihren Geist aufgegeben.

Die Reisenden aus dem Flugzeug, das vor uns eingetroffen war, warteten ebenfalls noch auf den Einreisestempel. Ich stellte mich hinter eine der langen Schlangen an den Schaltern an und versuchte, meinen europäischen Ordnungssinn und meine Eile zu vergessen.

Nach zwei Stunden war ich immerhin schon um die Hälfte vorgerückt. Längst war eine weitere Maschine gelandet und hatte ihre Passagiere in unsere Halle entlassen. Plötzlich stockte die Abfertigung in unserer Reihe. Es ging nicht mehr weiter, stellten wir nervös fest. Der Beamte, der bisher zwar langsam, aber immerhin scheinbar nach bestem Vermögen, die Pässe der Ankömmlinge buchstabiert und bearbeitet hatte, war ohne eine Erklärung weggegangen und nicht mehr wiedergekommen. Nun mußten wir uns – sagte der Kollege vom Nachbarschalter – bei den anderen hinten anstellen.

Schließlich aber war es doch geschafft. Während meine Mitreisenden noch mindestens zwei Stunden auf den Koffer zu warten hatten, stand ich mit einer leichten Reisetasche, die ich ins Flugzeug hatte mit hineinnehmen dürfen, am Ausgang. Männer in weißen Lendentüchern und Frauen in bunten Saris hielten nach Verwandten Ausschau. Nur die Ankommenden waren europäisch gekleidet. Auf mich wartete eine Horde von Rikshaboys und Taxifahrern. Dutzende umringten mich und nannten Preise, Kinder zogen mich am Ärmel und verlangten Rupies.

Ich sah einen Mann aus dem Gewühl hervorkriechen. Die Stümpfe seiner Beine waren in schmutzige weiße Tücher gewickelt. „Rupie, Bakschisch, Ma'm", sagte er leise, so leise, daß ich es nur ahnen konnte. Er sah mich mit seinen dunklen Augen an, so daß ich unsicher wurde und nicht wußte, was ich nun tun sollte. Die Taxifahrer redeten ungeduldig auf mich ein, bis ich einem von ihnen zu einem klapprigen schwarzen Auto mit gelbem Dach folgte. Drei Jungs rissen sich darum, meine Tasche in den Kofferraum zu heben, was ich genauso gut hätte selber tun können. Aber sie wollten auch ein paar Rupies abbekommen. Ich konnte es ihnen nicht übelnehmen. Und dann fuhr ich – für einen viel zu hohen Preis, davon war ich überzeugt – Richtung Kalkutta: in eine Stadt mit etwa 13 Millionen Einwohnern, von denen mehr als eine Million auf der Straße lebt.

„Your first time in India, Ma'm?“, fragte der Chauffeur, um ein Gespräch zu beginnen. „Nein“, sagte ich. „Ich kenne Indien recht gut, und ich liebe es.“ Doch ich versuchte, mein Entsetzen zu verbergen. Was ich da durch die schmutzigen Fenster meines Taxis sah, war viel, viel schlimmer als das, was ich von Indien bereits kannte und gewöhnt war. Das Auto fuhr – oder besser bahnte sich seinen Weg – durch ein brodelndes Gemisch: Rikshas, Ochsenkarren, Staub, Abfall, viel Abfall, Wellblech und Betonrohre, magere, fast verhungerte Menschen auf Müllhaufen, verstümmelte Bettler in Lumpen, Kinder wie Skelette, Hunde, Ratten, halbtote Kühe, deren Haut wie Lappen die Knochen verdeckt, und über dieser Schrekkensszene breiteten, wie liebevoll schützend, tropische Palmen ihre Kronen aus. Der Weg in die Hölle muß wohl so ähnlich aussehen, dachte ich. Es schien, als hätte vor meiner Ankunft eine Bombe die Gegend verwüstet! Das, was man als Häuser bezeichnen konnte, wirkte wie abgebrannt, eingestürzt.

Mein Taxifahrer kannte sich in dem Gewühl erstaunlich gut aus. Er habe seinen speziellen Weg, um schneller in die Stadt zu gelangen, meinte er und kurvte durch ein Netz von schmalen Gassen und Sträßchen. Jedesmal, wenn er anhalten mußte, streckten sich mindestens zehn Hände durch das offene Fenster neben dem Fahrer mir entgegen. Rupie, Bakschisch, Zeitung kaufen, Ma'm, sweets, Kaugummi? Eine Bettlerin reichte mir ihr verstümmeltes Kind herüber, und der Taxifahrer hatte alle Mühe, es ihr wieder zurückzugeben. „Machen Sie sich nichts daraus, sie hat es sowieso nur zum Betteln gemietet oder geklaut“, meinte er und fügte vergnügt hinzu: „Jetzt sind wir bald da, wir sind in der Innenstadt.“ Er sagte es gerade so, als hätten wir soeben die schönste Ausflugsfahrt hinter uns. „Chowringhee“, las ich, und ich wußte, daß dies die Hauptverkehrsstraße Kalkuttas ist. Zur Abwechslung des bisher Gesehenen empfing sie uns mit Feierabendgetöse. Autobusse, Taxis, Pferdekarren, Rikshas, Fahrräder, Menschen, kurzum, alles, was Räder oder Beine hatte, bildete ein hoffnungslos ineinander verwobenes Wirrwarr. Nichts schien mehr vorwärtszugehen. Und rückwärts auch nicht. Die Zwischenräume reichten soeben aus, Fußgänger hindurchzulassen. Allerdings durften sie nicht dick sein, sonst wären sie steckengeblieben. Eine Querstraße weiter zwängten sich auch noch Straßenbahnen durchs Gewühl, an denen die Menschen wie Trauben hingen.

„Das ist jeden Abend um diese Zeit so“, sagte der Taxifahrer entschuldigend. Fast hätte ich ihn nicht verstanden, denn auch er drückte – wie alle anderen Autofahrer in diesem Verkehrsgewühl – ohne Pause kräftig auf die Hupe. Am liebsten hätte ich ihm klargemacht, daß das Hupen nichts hilft, aber es wäre wohl zwecklos gewesen. In eineinhalb Stunden war es uns gelungen, den letzten Häuserblock zu umfahren, um in die Sudder Street einzubiegen. Das langsame Vorwärtsschleichen in der Hitze, der Lärm und das Durcheinander hatten meine Nerven ziemlich strapaziert. Ich erfuhr, was ich immer wieder erfahren sollte: Kalkutta fordert in jedem Augenblick bis zum Äußersten heraus.

Plötzlich glaubte ich, meinen Augen nicht zu trauen. Wie eine Fata Morgana erschien mitten in einer Wüste von Häusern ein Garten. Nicht besonders üppig, aber immerhin konnte ich Grün und Blumen erkennen. Dahinter, fast wie versteckt, kam ein kleines Hotel zum Vorschein. „Das ist es“, sagte ich meinem Taxifahrer und bat ihn zu halten. Natürlich ließ er es sich nicht nehmen, mich zum

Hotel zu begleiten. Zwei magere, hochgeschossene Jungs machten mit Boxen und Schubsen unter sich aus, wer wohl meine Tasche tragen solle.

Ich hatte Glück. „Vor fünf Minuten ist ein Zimmer freigeworden“, sagte der junge Mann an der Rezeption. Dann mußte ich mich in zwei Registrier-Bücher eintragen und den Reisepaß abgeben, bevor ich den Schlüssel ausgehändigt bekam. „Um halb acht ist Abendessen“, rief er mir noch nach, dann konnte ich hinter mir zuschließen.

Endlich allein! Ich sortierte meine wenigen Habseligkeiten in den Schrank, nachdem ich die Fächer, die ich benötigte, zuvor vom gröbsten Staub befreit hatte. Es klopfte. „Der Nachmittagstee, Ma'm“, sagte eine fröhliche Stimme, und dann folgte eine wahre Invasion von Dienern und Boys. Die einen brachten die Handtücher, die anderen frische Bettwäsche, die Zahnputzgläser, eine Kanne mit eisgekühltem Wasser, kurzum, wohl jeder hatte einen Grund gefunden, in mein Zimmer zu kommen, in der Hoffnung, ein kleines Trinkgeld zu erhalten.

Als es endlich wieder still geworden war, sollte ich dennoch nicht zur Ruhe kommen. Die Kakerlaken, die fröhlich durch das Badezimmer spazierten und sich durch meinen Anblick nicht irritieren ließen, hätte ich ja noch in Kauf genommen, doch daß die Toilettenspülung beim ersten Ziehen entzweibrach, daß die Dusche kein Wasser spendete und obendrein der Strom ausfiel, veranlaßte mich, Hilfe herbeizuholen. Um es vorwegzunehmen: Die Toilettenspülung brach jedesmal entzwei, nur später war ich in der Lage, sie selber zu reparieren. Des Nachts elektrisierte ich mich beim Suchen des Lichtschalters, daß ich anschließend erstaunt war, überlebt zu haben, und der von der Straße hereindringende Lärm war so ohrenbetäubend, daß nur Hartgesottene oder Todmüde ein Auge zumachen konnten. Ich gehörte zu den Todmüden. Außerdem hätte ich wohl in Kalkutta kaum ein besseres Hotelzimmer gefunden, zumindest nicht in dieser Preisklasse. Aber selbst in Luxus-Hotels soll es nicht unbedingt viel anders zugehen.

Einige Minuten vor halb acht war ich zur Stelle. Die große Vorhalle, die sich an die Rezeption anschloß und durch die ich mein Zimmer erreichte, wenn ich sie durchquerte, diente als Speisesaal. Die vordere Seite war offen und ging in den Garten über. Eigentlich ganz hübsch, dachte ich. Und auch die Kellner in ihren rot-weißen Gurka-Uniformen gefielen mir. Militärisch-zackig wies mir einer von ihnen meinen Platz an. Er setzte mich zu einigen Gästen, die – wie ich aus den Gesprächen erfuhr – schon länger im Hause waren.

Als die Suppe auf den Tisch kam, wußte ich bereits, daß der Herr im bunten Buschhemd neben mir aus England stammt, aber in der Südsee lebt. Schräg gegenüber und über Eck saß ein Ehepaar aus Italien, das sich in einem der Waisenhäuser Kalkuttas ein Adoptivkind aussuchen wollte. Der Mann neben ihnen, ein Pilot aus den USA, holte sogar fünf Adoptiv-Kinder ab – für befreundete Familien, die ihn darum gebeten hatten. Wie er erzählte, sei es sehr schwierig und der Papierkrieg – obwohl längst alles mit den Gerichten und Behörden geklärt – entmutigend. Der Herr zu meiner Linken war Sanskrit-Experte und hatte den Forschungsauftrag einer Universität in Chile zu erfüllen.

Der schlanke, bärtige Herr mir gegenüber hatte sich mir mit einer Verbeugung vorgestellt. „Ich heiße Andy!“, hatte er gesagt. Später verriet er mir noch, daß er aus Irland komme und Architekt sei. Er sprach wenig, und wenn er etwas zur allgemeinen Diskussion am Tisch beitrug, war es – wie ich feststellte – wohlüberlegt und sinnvoll. Als sich die anderen nach dem Abendessen noch zu langen und fröhlichen Gesprächen aufgelegt zeigten, war Andy, was ich insgeheim sehr bedauerte, plötzlich weg.

So kam es, daß ich erst am nächsten Morgen beim Frühstück erfuhr, daß er genau das in Kalkutta tat, was mich in diese Stadt geführt hatte. Er arbeitete in einem der Häuser Mutter Teresas bei den verlassenen Sterbenden. „Es ist nicht etwa so, daß die Schwestern dort auf meine Hilfe angewiesen wären“, erklärte er bescheiden und fast entschuldigend. „Ich bin so ungeschickt, daß ich ihnen vielleicht manchmal sogar im Wege stehe, aber ich tue diese Arbeit, um dienen zu lernen. Mein ganzes Leben lang war ich immer derjenige gewesen, der die Befehle austeilte. Ich war immer derjenige gewesen, der den anderen sagte, was sie zu tun hatten. Heute möchte ich lernen, Befehle auszuführen, die mir andere geben.“ Und fast ein bißchen amüsiert fügte er hinzu: „Glauben Sie, ich bin inzwischen 65 Jahre alt geworden, aber dies ist das Schwerste, das ich bisher in meinem Leben zu lernen hatte.“

Andy erklärte sich bereit, mich am nächsten Morgen mitzunehmen. Zuvor jedoch mußte ich mich bei der für freiwillige Helfer, für sogenannte „Co-worker“, zuständigen Stelle anmelden. Aus Briefen kannten die Schwestern dort bereits meine Absicht, und so ging dies sehr schnell.

Nirmal Hriday – „Schöne Seele“

Der Morgen ist schwül, wie jeder Morgen in Kalkutta. Andy und ich gehen zur Bushaltestelle, die drei Straßenecken vom Hotel entfernt liegt. Mir klopft das Herz, und ich nehme an, daß nicht nur die Hitze schuld daran ist. Würde ich nun finden, was ich suche? Wir warten mit den anderen in der heißen Sonne, denn unter dem schattenspendenden Dach der Haltestelle haben sich zwei heilige Kühe niedergelassen. Sie füllen den gesamten Raum aus, und niemand käme auf den Gedanken, die Tiere zu vertreiben. Busse halten, andere fahren vorbei. Das Fahrtziel ist in Bengali angeschrieben. Und obwohl ich mir die Schriftzeichen für „Kalighat“ eingeprägt habe, besteht die Gefahr, es mit dem ähnlichen „Kudgat“ zu verwechseln. Stelle ich die Verwechslung erst fest, wenn ich mich in der Autobustür befinde, ist es zu spät. Umkehren ist ausgeschlossen, da sonst die nachdrängelnden Fahrgäste über mich stolpern und mir auf die Füße treten würden. Automatisch wird jeder, der vor ihnen einsteigt, in das Fahrzeug hineingeschoben – ob er will oder nicht.

Im Autobus stehen wir dicht an dicht. Sogar zum tieferen Durchatmen ist kein Platz mehr. Ich bin schon dankbar, wenn ich wenigstens für einen Fuß einen Platz zum Stehen finde. Mit dem anderen Fuß suche ich dann vorsichtig tastend eine Lücke, um die Zehen auftippen zu können. Ein Handgriff ist auch nicht mehr frei. Ich halte mich mit drei Fingern fest, die ich unter die Autobusdecke drücke. Von der Gegend ist nun nichts mehr zu sehen, da die Köpfe der anderen Fahrgäste mir die Sicht nehmen.

Ein wahres Kunststück ist es, das Fahrgeld beim Schaffner abzuliefern. Es ist ratsam, das Geld abgezählt bereitzuhalten. Wenn ich mit einer größeren Note bezahle, muß ich damit rechnen, schmutziges Papiergeld zurückzubekommen, das mir dann niemand mehr abnimmt. Sobald ein Geldschein auch nur ein bißchen beschädigt ist, läßt sich damit nicht mehr bezahlen.

Eines ist allerdings erstaunlich. In einem vollbesetzten Autobus kann ich beruhigt das Fahrgeld durch einen Wald von Armen weiterreichen. Es wird beim Schaffner ehrlich abgeliefert, und auch der Fahrschein und eventuelles Wechselgeld kommen prompt zurück. Dennoch aber sollte jeder, der mit einem indischen Autobus fährt, vorsichtig sein. Eine goldene Regel heißt: „Niemals Wertsachen mitnehmen!" Selbst geschickt am Körper Verborgenes wird im Gedränge von geübten Langfingern entdeckt.

Nicht jeder hat so viel Glück wie Tracy, die Australierin, vor ein paar Tagen. Sie erwischte im Autobus einen Taschendieb just in dem Augenblick, als er die Finger in ihrer Tasche hatte. Sie hielt seine Hand fest und schrie: „Hilfe, ein Dieb, ein Dieb!" Die Mitreisenden reagierten blitzschnell. Sie verprügelten den Mann und bugsierten ihn mit Fausthieben und Fußtritten aus dem fahrenden Bus.

Andy berichtet von einem anderen merkwürdigen Zwischenfall. Der Autobusfahrer rammte im Gewühl des Verkehrs ein Taxi. Wütende Unfallzeugen versuchten daraufhin, in den Bus einzudringen und den Fahrer zu lynchen. Der jedoch erkannte blitzschnell die Gefahr, gab Gas und raste los, während seine Verfolger sich an das Fahrzeug hängten. Blaß vor Schreck erlebten dann die Passagiere, daß ihr Bus mit quietschenden Bremsen vor einer Polizeistation anhielt und ihr Fahrer dort hineinstürzte, um sich vor der aufgebrachten Menge in Sicherheit zu bringen. Vermutlich hatte ihm dies das Leben gerettet.

Nach einer halben Stunde Fahrt im heißen Gedränge des Busses bahnen wir uns langsam, aber energisch den Weg zur Tür. Das Aussteigen – vor allem an der Haltestelle, an der man auszusteigen beabsichtigt – ist ein Kunststück. Aber es gelingt uns, und ich finde mich mit Andy auf einer der vielen schmalen Straßen Kalkuttas wieder. Die Kleidung klebt an uns, als seien wir von einem Gewitterregen überrascht worden. Noch nie habe ich erlebt, daß Hitze so unangenehm und kräftezehrend sein kann. Jeder Schritt scheint mir wie eine sportliche Leistung nach einem Marathonlauf in Rekordtempo. Ich schäme mich ein bißchen vor Andy, der trotz der Anstrengung so wirkt, als sei alles ganz leicht.

Um mich von meinem Selbstbedauern abzulenken, konzentriere ich mich auf unsere Umgebung. Bettler sitzen apathisch im Schatten der Häuser oder haben sich vor den Eingängen zum Schlafen gelegt. Kinder spielen im Rinnstein mit Ratten. Wir müssen vorsichtig sein, um nicht in eines der Löcher in den Straßen zu fallen oder in einen der vielen Haufen zu treten. Wie überall in Kalkutta benutzen die Bewohner die Wände und Mauern als Hintergrund für ihre öffentliche Toilette, weil es in den Hütten keine gibt. Wenn jemand mit dem Rücken zur Wand kauert, bedeutet dies, daß es sich um das „große Geschäft" handelt, und wenn er mit dem Rücken zu den Passanten kauert, geht es um das „kleine Geschäft". Die Haufen bleiben allerdings nicht lange auf dem Weg liegen. Sie werden ebenso wie die Kuhfladen mit Müll, Stroh und Kokosnußwolle vermengt und zum Trocknen an die Wände geklebt, damit sie als Brennmaterial verwendet werden können. So sehe ich überall an Hütten und Häusern plattgedrückte Exkremente, auf denen die Fingerabdrücke noch deutlich zu erkennen sind.

„Jetzt sind wir bald da", sagt Andy, als wir um die Ecke biegen. Der Betrieb wird lebhafter. Ein kleiner Markt mit Andenkenständen breitet sich vor unseren Augen aus. Er umgibt den Kalighat-Tempel, und die Händler bieten Gebäck, Bonbons und vor allem kleine Statuetten der Göttin Kali an.

Zwischen Verkaufsständen, bunten Tempel-Andenken und lärmenden Verkäufern und Käufern steigen wir ein paar Stufen hoch. Ein Stahltor steht offen, und wir gehen hindurch. „Nirmal Hriday" lese ich. „Das Haus war früher einmal ein Heim für Pilger, die von weit her kamen, um den Kali-Tempel zu besuchen", erklärt Andy.

Wir sind am Ziel. Heute ist Nirmal Hriday – übersetzt „schöne Seele" – das Heim für die verlassenen Sterbenden. Doch „Nirmal Hriday" ist nur eines von etwa 60 Sterbeheimen, die von Mutter Teresa und ihren Schwestern in der Welt inzwischen geführt werden. Darüberhinaus tun sie ihre Arbeit in rund 50 Heimen für verlassene Kinder, in mehr als 100 Aussätzigenzentren und in Heimen für körperlich und geistig Behinderte, um nur einiges aufzuzählen. Aber in Kalkutta hat einmal alles begonnen, und dieses Haus hier war das erste, in dem verlassene Sterbende bis zu ihrem Tode gepflegt und versorgt werden.

Ich weiß gar nicht, wohin ich zuerst schauen soll. Die Pritschen der Männerabteilung sind bis zum Eingang gestellt. Schwestern und Helfer eilen an mir vorbei, Medizinflaschen oder Verbandsmull in der Hand, jeder ist beschäftigt. Die Frauenabteilung scheint rechts hinten untergebracht zu sein. Davor entdecke ich eine Ecke für all die Apparate, die Flaschen und Kästen, die für die medizinische Versorgung notwendig sind, daneben so etwas wie ein Büro.

Hier also finde ich das Haus, das ich so unbedingt hatte aufsuchen wollen. Hier tun Missionaries of Charity, Missionarinnen der Nächstenliebe, ihre Arbeit – jene Arbeit, mit der Mutter Teresa einmal begonnen hat und die für sie wie für ihre Schwestern zur Lebensaufgabe wurde: der Dienst an den Armen, den Verlassenen, den Todkranken, die niemanden haben und die niemand haben will, der Dienst an den Verachtetsten dieser Welt.

„Dort hängen die Schürzen!" – Noch heute sehe ich,

wie die verantwortliche Schwester – nachdem ich mich ihr vorgestellt habe – freundlich, aber bestimmt zu den Haken mit den grünen Schürzen weist. Ich nehme eine und binde sie mir um. So sehe ich zwar immer noch hilflos, aber doch schon ein bißchen einsatzbereiter aus als vorher. Andy, der sich auskennt, ist inzwischen zur Männerabteilung hinübergegangen. Eine Schwester fragt mich – und ich habe Mühe, ihr indischgefärbtes Englisch zu verstehen – ob ich wohl helfen könne, die Patienten zu baden. Ich gehe mit ihr, obwohl ich ängstlich feststelle, daß ich in meinem Leben noch nie jemanden gebadet habe und daß ich nicht weiß, wie ich einen Menschen, der krank ist und Schmerzen hat, anfassen darf.

Die Frauenabteilung ist ein großer Saal mit etwa 50 Patientinnen. Einige sitzen, andere liegen auf ihrer mit einem Bettuch bezogenen Pritsche. In der Ecke sind zwei Schwestern mit einer kranken Frau beschäftigt. Sie waschen vorsichtig und mit Geduld ihre großen Wunden, die den ganzen Körper übersäen. Neben einer anderen Pritsche sitzt ein junges Mädchen – eine Helferin so wie ich – und beschäftigt sich mit einer alten Frau. Sie streicht ihr immer wieder über die Stirn. Und dann sehe ich, wie diese magere alte Frau mit ihrer knochigen Hand dem jungen Mädchen die Wange streichelt.

Hier ist alles so anders als in den Krankenhäusern und Altenheimen, die ich bisher gesehen habe. Die Schwester, der ich helfen soll, faßt eine ältere Frau beim Arm und stützt sie. Ich nehme die Patientin vorsichtig beim anderen Arm, und so führen wir sie Schritt für Schritt zum Baderaum.

Badewannen gibt es nicht, nur große viereckige Waschbassins, an deren Rand viele kleine Seifenstücke liegen. Sie stammen aus den Hotels, die sie sonst wegwerfen würden. Ich gebe unserer Patientin ein Eimerchen in die Hand, mit dem sie sich das kalte Wasser zunächst vorsichtig und dann etwas beherzter über Kopf und Körper gießt, während sie von der Schwester behutsam gehalten wird. Als ich mit Seife und Waschlappen nachhelfen will, nimmt sie mir beides aus der Hand und deutet an, daß sie dies alleine erledigen könne. Sorgfältig wäscht sie sich von Kopf bis Fuß, und zum Schluß – ich kann gar nicht so schnell hinschauen – nimmt sie die Seife in den Mund, als wollte sie sie verschlucken. In Windeseile schiebt sie sie von links nach rechts und von rechts nach links und spuckt sie wieder aus. Nun ist auch ihr Mund sauber.

Die Schwester übernimmt nun wieder das Festhalten, während ich die magere knochige Gestalt abtrockne. Dann ziehen wir ihr das frische Nachthemd über. Die Morgentoilette, jedenfalls für sie, ist beendet. Wir holen die nächste. Das heißt, wir wollten sie holen. Doch sie liegt ziemlich tief in dem, was sie unter sich gemacht hat. Zu Hause hätte ich mir die Nase zugehalten und wäre davongerannt. Ich zögere nur den Bruchteil einer Sekunde. Dann packe ich ebenso beherzt mit an wie die Schwester, für die so etwas längst alltäglich ist. Wir reinigen unsere Patientin mit sauberen Tüchern und vermeiden dabei sorgfältig, mit dem Schmutz direkt in Berührung zu kommen. Nicht nur, weil das vielleicht unangenehm gewesen wäre, sondern wir müssen auch wegen der großen Anstekkungsgefahr vorsichtig sein.

Schließlich haben wir die Frau soweit, daß wir sie in den Baderaum tragen können. Die Schwester faßt sie an den Füßen und ich unter den Armen. Obwohl sie nur wie Haut und Knochen aussieht, ist sie sehr schwer. Oder kommt mir das nur so vor, weil es für mich eine ungewohnte Arbeit ist? Wir legen sie vorsichtig auf den Betonboden neben den Waschbottich. Dann gießen wir langsam Wasser über Kopf und Körper, kaltes natürlich, denn heißes Wasser gibt es nicht. Heißes Wasser wäre hier unerschwinglicher Luxus.

Fünfzig Frauen werden heute morgen – allerdings nicht

alleine von uns beiden – gewaschen und frisch angezogen. Die Bettlägrigen erhalten ein Nachthemd, das hinten offen ist, die anderen ein geschlossenes. In der Zwischenzeit haben andere Schwestern die Pritschen geschrubbt und mit neuen Bettlaken bezogen. Gegen elf Uhr ist diese Arbeit fertig. Die meisten der Frauen liegen wieder in ihren Betten, einige haben sich mühsam aufgesetzt, und nur wenigen ist es möglich, ein paar Schritte zu gehen. Hier in diesem Haus für die verlassenen Sterbenden treffen wir nur Menschen an, die vom Tode gezeichnet sind und die kein Krankenhaus mehr aufnimmt.

Die Schwestern fahren täglich durch Kalkutta, um sterbende Menschen aufzulesen und ins Haus zu holen, weil sonst niemand mehr nach ihnen schaut. Sie finden sie in den Rinnsteinen, auf den Müllbergen, unter den Brücken am Flußufer. Oft haben sie schon wochenlang, sogar monatelang, an derselben Stelle gelegen. Die Gesunden geben ihnen manchmal etwas zu essen. Aber aus Angst vor einer Ansteckung rühren sie die Dahinsiechenden nicht mehr an, selbst dann nicht, wenn der Kranke zur Familie gehört.

So kommt es, daß viele oft mit riesigen Fleischwunden gefunden werden. Sie haben sich durchgelegen. Wenn dies schon beim Liegen in einem weichen Bett geschieht, dann ist dieses Durchliegen auf dem harten Boden und in dem Schmutz einer Straße viel, viel schlimmer. Die Löcher im Körper sind oft so groß, daß sich zwei Fäuse darin unterbringen ließen. Würmer und Maden siedeln sich in den Wunden an und beißen sich fest. Der Mensch wird vom Ungeziefer fast aufgefressen.

Ich muß zugeben, daß ich mich beim Anblick dieses Elends krank und schuldig fühle. Warum geht es mir besser als diesen Menschen? Warum liege nicht ich in solch einem Elend? Die Antwort bleibt wohl Gottes Geheimnis. Ich bin ratlos. Muß ich nicht einen Teil des Jammers und des Elends dieser Menschen auf mich nehmen, indem ich helfe? Für Mutter Teresa und ihre Schwestern ist die Antwort klar: Tu es.

Es ist Mittagszeit. Zarte Schwestern schleppen riesige Töpfe. Der eine enthält dampfenden Reis. In einem anderen entdecke ich Curry-Gemüse. Außerdem gibt es heute noch ein bißchen Fisch für jeden. Wir füllen die Teller und bringen sie an die Betten. Einige können nicht alleine essen, sie müssen gefüttert werden. Ich bin mit einer Frau beschäftigt, die jedesmal, wenn ich ihr einen Löffel voll vor den Mund halte, heftig den Kopf schüttelt. Sie macht mit den Händen Zeichen, und es dauert eine ganze Weile, bis ich begriffen habe, daß sie etwas zu trinken haben möchte.

Also hole ich einen Becher mit Wasser. Als ich ihr nach dem Essen noch eine Weile gut zurede, zeigt sie mir den Ausschlag, der ihren ganzen Körper bedeckt, und macht mir klar, daß alles furchtbar juckt. Mir fällt nichts anderes ein, als teilnahmsvoll zu blicken und mit dem Kopf zu nikken.

Eine Nachbarin wird ungeduldig. Sie zupft mich am Rock, streckt die Arme aus und gibt nicht eher Ruhe, bis ich sie umarme. Sie möchte mir zu verstehen geben, daß sie dankbar ist. So jedenfalls interpretiere ich ihre Geste, Worte sind nicht nötig. Sie liest in meinen Augen und ich in den ihren. Wenn ich dies beschreibe, klingt es kitschiger als die Abhandlung eines Trivial-Romans. Doch es ist so, und die Realität lehrt, daß gerade diese Zuwendung, die die Menschen in dem Heim für die verlassenen Sterbenden erfahren, etwas sehr Wertvolles ist. Denn wer hat sie wohl jemals in ihrem Leben geliebt? Wer war zu ihnen freundlich und hat sie nach ihren Empfindungen gefragt? Wer hat zu ihnen ein gutes Wort gesagt?

Sie wurden in der Gosse geboren. Die meisten verloren schon als kleines Kind ihre Eltern. Sie starben oder wurden von ihnen ausgesetzt, weil sie sie nicht ernähren konnten. Sie waren arm, und da war jedes Kind, das hinzukam, zuviel. Ein gnadenloser Kampf um die tägliche Handvoll Reis, Bitterkeit, Einsamkeit und Verachtung waren ihr Leben gewesen. Und dann geschieht für sie etwas Unfaßbares, Wunderbares: im Sterben werden sie von einer fremden Schwester gefunden, in ein Haus gebracht, das sogar ein richtiges Dach hat und in dem es ein weiches Lager für den geschundenen, ausgemergelten Körper gibt. Ja, da kommt sogar ein Mensch, ist freundlich und sagt etwas, das zwar nicht zu verstehen, aber zu deuten ist. Dieser Mensch schenkt seine Aufmerksamkeit und seine Fürsorge, und zum ersten Mal in ihrem Leben erfährt solch eine Frau, daß es auf der Welt so etwas wie Liebe gibt. Für sie ist die Stunde ihres Todes in diesem Heim die schönste in ihrem Leben gewesen.

Nach dem Essen konzentriert sich die Beschäftigung für uns wieder in dem Raum für die Küchenarbeit. Blechteller, Trinknäpfe und Töpfe müssen gescheuert und abgewaschen werden. Die Schwestern haben dabei ein praktisches System ausgearbeitet, praktisch, wenn es an den vorhandenen Möglichkeiten gemessen wird. Wir spülen das schmutzige Geschirr zunächst vor. Danach säubern wir es noch einmal gründlich mit Asche und Kokosnußwolle und spülen es nach. Fertig. Das alles geschieht aber nicht etwa auf einem Tisch, sondern auf dem Fußboden.

Mittagspause. Ich hänge meine grüne Schürze wieder an den Haken und treffe am Eingang auf Andy. Er beugt sich über einen etwa 15jährigen Jungen, der regungslos auf einer Pritsche liegt. Geduldig redet er auf den Jungen ein und versucht ihn dazu zu bringen, einen Löffel voll Reis zu essen. Tatsächlich: nach einer Weile nippt der Kranke zaghaft einige Reiskörner. „Er wird nicht mehr lange leben“, sagt Andy zu mir. „Er ist blind und taubstumm und leidet an Tuberkulose und Unterernährung. Der Arzt hat ihm höchstens noch zwei Tage gegeben, aber ich hoffe und bete, daß er eher stirbt und nicht mehr so lange zu leiden hat."

Wir gehen schweigend durch die belebten Straßen zur Bushaltestelle. Es ist noch heißer als am Morgen. Die Schweißtropfen sammeln sich in der Gürtelgegend und bilden dort bereits eine Pfütze rund um meinen Körper, und ich spüre, wie immer neue Schweißtropfen rinnen. Der Autobus ist so voll wie am Morgen. Als wir an der Park Street aussteigen, bin ich ganz benommen. Ich weiß nicht, ob die ungewohnte Arbeit, das Wetter oder das grenzenlose Leid, das ich an diesem Vormittag zu sehen bekommen habe, schuld daran sind.

Im Hotel wasche ich mich gründlich, vor allem, um eventuelle Krankheitskeime zu beseitigen. „Es ist nicht zu erklären", meint Andy, „aber es kommt selten vor, daß sich jemand in Kalighat eine Krankheit holt. Fast könnte man annehmen, daß die Menschen, die an solch einem Ort arbeiten, gegen Bakterien und Viren immun sind." Wie ist es möglich, all dieses grenzenlose Elend zu sehen und diesen unbeschreiblichen Schmutz zu ertragen?, will ich von Andy wissen. Er sinnt eine Weile nach. Es sei ganz natürlich, meint er schließlich, daß der Mensch vor so viel Elend zurückschreckt und am liebsten davonläuft. Dann verweist er auf Mutter Teresa. „Sie hat einmal gesagt, sie erkenne in jedem Menschen, der besonders schlimm leiden muß, und dessen Anblick besonders schwer zu ertragen ist, Jesus Christus. Jesus Christus – in der Maske des Elends ..."

Ich werde an diese Sätze am nächsten Morgen erinnert, als ich die Frau vor mir sehe, die soeben von einigen aufgeregten Indern gebracht wurde. Wer ist sie? „Das wissen wir nicht, wir haben sie gefunden", antworten die Männer. Wo haben sie sie gefunden? „Nicht weit von hier auf der Straße, und da dachten wir, daß Sie vielleicht was tun können!" Die Schwester, die die Personalien der Neuankömmlinge aufnimmt, hat meist nicht viel Arbeit. Fast immer notiert sie: Name unbekannt, Adresse unbekannt, Religion – Fragezeichen. Manchmal sind Christen zu erkennen, weil sie eine Kette mit einem kleinen Kreuz um den Hals tragen.

Christus in all diesen Menschen sehen! Auch in dieser Frau da vor mir. Der Schmutz klebt an ihrer Kleidung und an ihrem Körper, die Haare sind lehmig und voller kleiner Tiere. Arme und Beine sind mit Wunden übersät. Die Schwestern holen einige Eimer Wasser und tun ihr Bestes, dieses elende Häufchen Mensch behutsam von Dreckkrusten zu befreien. In dunklen Rinnsalen fließt der Schmutz an dem mageren Körper herunter, vermischt mit Urin und Kot. Die Frau scheint an Amöbenruhr zu leiden, so daß sie den Stuhlgang nicht halten kann. Gestern wäre mir allein schon von solch einer Beschreibung übel geworden. Heute kann ich sogar helfen. Es geht, ich muß es nur wollen.

„Was fehlt ihr?", erkundige ich mich beim Arzt, als er vor ihrer Pritsche steht. „Sie ist unterernährt, hat Tuberkulose, Amöbenruhr, Würmer und wahrscheinlich auch Krebs", sagt er. Am nächsten Tag will ich nach dieser Frau sehen, doch sie ist in der Nacht gestorben. Auf ihrer Pritsche liegt eine andere: unterernährt, mit Tuberkulose und Amöbenruhr, Würmern und wahrscheinlich Krebs.

Ich bewundere die Schwestern und Helfer, die nach Mutter Teresas Vorbild hier tagein, tagaus arbeiten. Sie tun es fröhlich. Und wenn sie einer einladen würde, mitzukommen in ein Land, in dem es alles gibt, wo Not und Elend nicht zu sehen sind, dann würden sie alle, aber auch wirklich alle, dankend ablehnen. Nicht in erster Linie, weil sie meinen, an ihrem Platz in diesem Heim in Kalkutta gebraucht zu werden. Dies vielleicht auch, aber hauptsächlich, weil sie wissen, daß Nachfolge Christi vor allem bedeutet, für den leidenden Mitmenschen dazusein und ihn zu lieben, daß es weh tut, so weh tut, wie wahre Liebe weh tut.

Am nächsten Morgen stehe ich sehr früh auf, denn ich möchte wie die Schwestern, an der gemeinsamen Messe im Mutterhaus teilnehmen. Sie beginnt um 5.45 Uhr. Trotz der frühen Stunde ist es bereits heiß. Der Andachtsraum gleicht einem Backofen. Durch die offenen Fenster dringen statt eines erfrischenden Lüftchens nur Hitze und ohrenbetäubender Straßenlärm. Die Worte des Pfarrers sind nur zu ahnen. Er zelebriert die Messe vor einem einfachen, viel zu großen Altar. Eine kitschige Madonnenfigur blickt huldvoll lächelnd über seine Schulter auf die Versammelten.

Ich bin, wie alle anderen, barfuß, denn niemand würde in Indien eine heilige Stätte wie einen Gottesdienstraum in Schuhen betreten. Die Schwestern sitzen oder knien auf Jutesäcken, die auf dem Boden ausgebreitet sind. Obwohl es für Besucher ein paar Stühle gibt, ziehe ich den Betonfußboden vor. Aus dieser Perspektive wirkt der große Altar noch viel größer, stelle ich fest. Andächtig, als herrsche tiefe Stille eines Trappistenklosters, sind die Schwestern dabei. Wohl niemand ist in der Lage, die Worte des Pfarrers zu verstehen, der sich gar nicht erst bemüht, gegen den Straßenlärm anzusprechen. Es wäre sowieso vergeblich. Dennoch spüre ich in diesem unbequemen, nackten Raum mit den vergitterten Fenstern so etwas wie Geborgenheit und Heiligkeit – vielleicht gerade wegen seiner Dürftigkeit und Schlichtheit.

Es tut mir leid, gestehen zu müssen, daß ich gegen Ende der Messe ohnmächtig auf den Fußboden sinke. Da ich bereits auf ihm gesessen habe, falle ich nicht tief. Es ist wohl alles ein bißchen viel für mich gewesen.

Das heißt jedoch nicht, daß ich nicht kurze Zeit später wieder munter auf dem Weg bin – zurück ins Hotel. Ich gehe durch die Slums, die das Mutterhaus umgeben. Rechts und links der schmalen Gassen hocken Männer und Frauen, um das Morgengeschäft zu verrichten. Vorder- oder Rückseite der Mauer zugewandt. Ich bin an diesen Anblick nun schon gewöhnt, wundere mich allerdings jedesmal, wie geschickt und dezent das vor sich geht. Wenige Meter weiter haben sich Mütter mit ihren Kindern um das gelbe, schmutzige Wasser der Pfützen geschart. Es ist Grundwasser, was durch Rohre an die Oberfläche geholt wird. Während sich die Frauen waschen, ohne dabei ihren Sari auszuziehen, und sich mit einem Stückchen Holz, das am Ende aufgerauht ist, die Zähne putzen, sitzen die Kleinen splitternackt und pudelnaß daneben und warten, daß ihre Hemdchen und Höschen in der Sonne trocknen. Nach einer Stunde stehe ich mit Andy wieder an der Bushaltestelle, um in Mutter Teresas Heim für die Sterbenden zu fahren.

Wie an all den anderen Morgen quetschen wir uns in den Autobus, um uns in der Nähe des Kali-Tempels wieder zum Aussteigen an die Tür vorzukämpfen. Ich meine, selbst dies gelingt nun schon ein bißchen besser. Draußen auf der Straße empfängt uns Kirmesrummel. Rund um die Tempel-Anlagen ist das Gedränge groß. Es riecht nach dem Blut von Opfertieren. Den parkenden Autos und Autobussen ist anzusehen, daß sie ihre Fahrgäste von weither nach Kalkutta gebracht haben. Immer mehr Autobusse kommen angerollt. Bauern vom Lande fahren mit klapprigen Wägelchen vor, die von Mauleseln gezogen werden. Die armen Tiere sind der Erschöpfung nahe und wanken, als wollten sie gleich umfallen. Mich würde es jedenfalls nicht wundern, denn die Fuhre, die die Maulesel wer weiß wie weit ziehen mußten, besteht meist aus der ganzen Familie – angefangen bei den Großeltern bis hin zu sämtlichen Enkelkindern – und dem dazugehörigen Gepäck. Was es wohl hier heute zu feiern gibt?

Ich erkundige mich bei einem der Fremdenführer, der noch auf Kundschaft wartet. Hocherfreut das lohnende Geschäft eines Privatauftrags witternd, berichtet er mir wie auswendig gelernt die Geschichte dieses besonderen Tages, des Tages der Heiligen Wasser.

Es ist die Geschichte der Göttin Kali, die von den Hindus als große schwarze Erdenmutter verehrt wird. Wie es heißt, war Shiva, ihr Mann, immer grausam zu ihr, so daß Kali eines Tages Selbstmord beging. Shiva geriet daraufhin so sehr in Wut, daß er den Körper seiner toten Frau aufspießte und ihn durch die Welt trug. Brahma sah das und fand keineswegs in Ordnung, was Shiva tat. Er sann auf Rache, doch nicht lange, denn er wußte bald, was er zu tun hatte. Er schleuderte einen Blitz, der die aufgespießte Kali mit solcher Wucht traf, daß er sie in viele tausend Stücke zerriß. Ein Stück ihres kleinen Zehs fiel dieser Sage nach in Kalkutta zu Boden, dort, wo sich heute der Kali-Tempel befindet.

Seitdem gilt Kali als die Göttin Kalkuttas. Überall in der Stadt, vor allem rund um den Kali-Tempel, kann man sie als Souvenir kaufen oder aber als in Holz geschnitzte Statue bewundern: eine häßliche schwarze Gestalt mit heraushängender roter Zunge, Brüsten aus Schädeln und einer Kette aus Schädeln, dürstend nach Opferblut. Früher wurden Kinder geschlachtet, um die Göttin versöhnlich zu stimmen, heute stammt das Blut, das rund um den Tempel auf die Straße fließt, von Opfer-Ziegen.

Kali verkörpert einerseits das Prinzip der Zerstörung und des Todes, aber andererseits ist sie auch der Inbegriff der Erhaltung und des Lebens. Sie hat mehrere Namen. Wenn sie „Gauri“ heißt, ist sie die Patronin der Heirat, als „Durga“ ist sie eine junge schöne Frau, als „Parvati“ die Spenderin allen Lebens, und als „Annapurna“ gilt sie ihren Gläubigen als himmlische Ernährerin der Stadt, und schließlich bezwingt sie noch als Weltmutter „Maya“ die Dämonen.

Am Tag der Heiligen Wasser leben auch alte Bräuche wieder auf. So zum Beispiel, Wasser aus dem Ganges in große Krüge zu schöpfen. Die Krüge werden mit Flußerde verschlossen, mit Blumen und brennendem Sandelholz geschmückt, zwischen zwei Stöcke gehängt und von jungen, starken Männern im Dauerlauf zu einem 50 Kilometer von Kalkutta entfernten Tempel gebracht. Das muß schnell, aber auch vorsichtig geschehen, denn es darf kein Tropfen des kostbaren Wassers verschüttet werden. Wenn die Männer unterwegs eine Pause einlegen wollen, dürfen sie die Krüge nicht auf die Erde stellen, sie dürfen sie allenfalls aufhängen.

Im Tempel angelangt, wird der Inhalt der Krüge über dem dortigen Heiligtum, einem steinernen Lingam, ausgegossen, der als phallisches Symbol Shivas gilt. Das Wasser, das an dem Stein herunterfließt, wird in einer Rinne aufgefangen, durch Rohre geleitet und in Tanks gefüllt. Bei den Pilgern ist es sehr begehrt. Es wird von ihnen mit nach Hause genommen, um es bei religiösen Zeremonien zu verwenden. Wie es heißt, wird um das heilige Wasser manchmal so hart gekämpft, daß es sogar schon Tote gegeben hat.

Welch ein Unterschied zwischen dem lebhaften Treiben rund um den Tempel und dem Leiden und Sterben nur wenige Meter weiter in Mutter Teresas Haus. An diesem Vormittag halte ich vergebens Ausschau nach zwei meiner Patientinnen von gestern. „Sie sind heute nacht gestorben", sagt eine der Schwestern, die gerade dabei ist, die Neuangekommenen für ein gründliches Bad vorzubereiten.

Ein Tag wie jeder andere, mit Baden, Pritschen reinigen und frisch beziehen, Essen verteilen, abwaschen, während die Ärzte und Krankenschwestern vor allem Wunden behandeln, Medikamente verteilen und Spritzen geben. Fast täglich sind es andere Menschen, die hier sterbend liegen. Die Schicksale ähneln sich, dennoch hat jeder sein ganz eigenes, persönliches Schicksal. Jeder hat es für sich durchlitten, jeden hat es auf seine Weise geprägt. Und jeder reagiert anders auf die Hilfe, die er von den Schwestern und den Helfern erfährt.

Die einen sind geduldig, manche vielleicht sogar dankbar, andere apathisch, ihnen ist es egal, was geschieht. Und wiederum andere sind aufsässig, aggressiv und schlagen und spucken um sich. Manche wollen ganz einfach nicht mehr. Sie möchten am liebsten sterben. Manchmal könnte man annehmen, sie seien bereits tot. Sie rühren sich nicht, und der Atem ist auch nicht zu spüren. Doch immer wieder beobachten die Schwestern und Helfer, daß selbst die Teilnahmslosesten und Apathischsten plötzlich wieder munter werden, wenn sie merken, daß sich jemand um sie kümmert.

Ich komme mir heute etwas überflüssig vor. Die Schwestern sind an der Arbeit, und einige Australierinnen, die als Helferinnen eingetroffen sind, packen kräftig mit an. Sie scheinen bei allem auch viel geschickter zu sein als ich. Also gehe ich an den Pritschen vorbei und schaue, ob ich jemandem beim Essen helfen soll oder ob irgendwo ein Becher Wasser gebraucht wird.

Die Nachbarin stinkt

Plötzlich spüre ich, daß ich am Schürzenband gezogen werde. Eine junge Frau hinter mir will mir mit ein paar Handbewegungen etwas sagen, aber ich begreife nicht. Erst eine herbeigeholte indische Schwester kann übersetzen. „Sie hat unter sich gemacht und möchte trockengelegt werden." Wir erledigen dies unverzüglich, und ich stelle fest, daß ich davor nicht einmal zurückgeschreckt bin.

Bei dieser Gelegenheit lerne ich auch gleich, daß es andere eindeutige Handbewegungen gibt. Wenn jemand bedeutsam auf eine Nachbarin weist und „takti" sagt, heißt das, daß die Nachbarin stinkt und wohl ins Bett gemacht hat, und daß man sie schnellstens säubern soll, damit sie nicht mehr stinkt. Ich packe die schmutzige Bettwäsche und bringe sie an den Platz, an den sie gehört.

Hier wird sie von einem kleinen unfreundlichen Mann abgeholt. Neben der Küche des Heims betreibt er so etwas wie eine Waschanstalt für besonders schmutzige Wäsche. Ich sehe ihn selten, doch wenn ich ihn gelegentlich beim Wäscheabholen treffe, scheint er mürrisch und unzufrieden. Er spricht nie und trägt immer einen Mundschutz. Seine gedrungene, bucklige Gestalt, dazu die dunkle Haut, lassen ihn fast wie eine Krähe wirken. Man erzählt, wenn er nicht die Wäsche wäscht, betreibt er einen Verkaufsstand am Kali-Tempel.

Ich muß gestehen, daß ich ihn um seine Arbeit nicht beneide. Es ist wohl die schmutzigste im Hause. Und chemische Weißmacher stehen nicht zur Verfügung, die das Wäschewaschen etwas leichter machen würden. Die Betttücher, die Kopfkissen und die Laken werden zunächst in einem großen mit Wasser gefüllten Betonbecken ausgespült, damit sie anschließend gekocht werden können. Danach dürfen sie auf dem Dach trocknen. Und wenn sie bei dieser Behandlung auch nicht unbedingt sauber werden, so werden sie durch das Kochen immerhin keimfrei.

Auf dem Dach, neben den Leinen mit der trockenen Wäsche, arbeitet ein anderer Mann, der allen Grund hätte, griesgrämig in die Welt zu blicken, denn seine Aufgabe ist es, die Särge zu zimmern. Doch unter dem langen, schwarzen Haar, das ihm tief in die Stirn hängt, kommt ein fröhliches, stets lachendes Gesicht zum Vorschein. Und wenn er da unter den im Wind flatternden Bettüchern sitzt und die kleinen und großen Särge aus billigem Holz zusammenklopft, singt er im Rhythmus der Hammerschläge.

Es macht ihm auch nichts aus, wenn man ihm sagt, daß seine Särge kaum bis zum Friedhof halten und die Gefahr besteht, daß die ihnen anvertraute Last unterwegs schon verloren geht. Dann zuckt er lachend mit den Schultern und weist auf das Riesenpensum hin, daß er ja schließlich zu bewältigen hat.

Sterben ist ein Teil des Lebens in Kalighat. Es ist nichts Dramatisches und nichts Spektakuläres damit verbunden. Oft geht es sehr schnell. Wenn ein Helfer vielleicht stundenlang an einem Bett gesessen hat und dann nur einen Augenblick fortgeht, um einen Becher Wasser zu holen, kann es geschehen. „Wir haben hier schon viele Menschen sterben sehen“, erzählt Andy, als wir nach der Arbeit zusammensitzen. „Und am eindrucksvollsten ist für mich zu beobachten, daß oft die Aggressivsten und Aufsässigsten plötzlich versöhnlich werden, wenn es soweit ist, geradeso, als wollten sie mit sich, der Welt und Gott noch Frieden schließen. Ich glaube, daß diese Augenblicke eines Menschen keine Zeit des Lebens mehr sind, aber ebensowenig sind sie schon eine Zeit des Todes. Wahrscheinlich haben sie als Zeit der Gnade und vielleicht einer letzten Entscheidung eine ganz besondere Bedeutung."

Andy berichtet von einem jungen Mann. „Den ganzen Tag hatte ich versucht, ihn zu beruhigen und seine Hand zu halten. Doch er wehrte sich und wollte niemanden an sich heranlassen. Es war ihm anzumerken, daß er nicht nur starke körperliche Schmerzen hatte, sondern daß er auch seelisch litt und voller Zorn war. Ich hätte ihm gern wenigstens die Stirn gekühlt oder etwas zu trinken gebracht. Aber er stieß alles fort. Doch ganz plötzlich, nach langer Zeit, nahm er meine Hand gerade so, als habe er es sich anders überlegt. Lange saß ich an seiner Pritsche, denn er hielt mich fest und schien mich nicht mehr weglassen zu wollen. Mir fiel nur auf, daß er gebannt über meine Schulter blickte, und ich hatte den Eindruck, er sieht jemanden hinter mir stehen. Ja, er lächelte sogar, als sei dort jemand, von dem er sich gern abholen lassen wollte. Ich blickte mich um, aber ich sah niemand. Kurze Zeit später starb er. Sein Gesicht, das wir alle so zornig erlebt hatten, war im Tod von Frieden gezeichnet."

Andy kann sich fast an jeden einzelnen Kranken erinnern, dessen Tod er im Heim für die verlassenen Sterbenden miterlebt hat. Für ihn sind alle auf irgendeine Weise zu einem Stück seines Lebens geworden.

Zum Beispiel Rupil, der Riksha-Mann. Seit seiner Jugend war die Riksha sein Leben. Tagsüber trabte er barfüßig vorweg, zog Menschen und Gepäck bei Temperaturen bis zu 40 Grad, und nachts war sie seine Schlafstätte. Er durfte sie ja nicht alleine lassen, denn es gab immer wieder böse Mitmenschen, die sie ihm gestohlen oder demoliert hätten. Wie viele arme, reiche und sehr reiche Kunden hatte er wohl mit seinem zweirädrigen Gefährt schon durch die Straßen von Kalkutta transportiert, das Glöckchen läutend, das er als Rikshaboy in der Hand hielt und dessen unterschiedlicher Klang so viele verschiedene Bedeutungen haben konnte. Für eine Fahrradriksha in der

City gab die Riksha-Gewerkschaft nie die Zustimmung. Aber genaugenommen machte ihm das Laufen sogar Spaß, und er war immer stolz auf seinen Beruf.

Nun war Rupil 50 Jahre alt und sterbenskrank. Irgend jemand hatte ihn am Straßenrand gefunden. „Als er zu uns gebracht wurde, war er so verhungert, daß er keinen Bissen mehr vertragen konnte“, erinnerte sich Andy. „Außerdem hatte er Tuberkulose. Das Schlimmste allerdings war, daß er jeden haßte. Was immer wir für ihn taten, begleitete er mit zornigen Blicken und deutlicher Nichtachtung.

Wenn wir ihm etwas zu trinken brachten, spuckte er uns an. Nur mühsam gelang es, ihn an den Tropf anzuschließen, damit wir ihn wenigstens künstlich ernähren konnten. Wir mußten ihm sogar die Arme festbinden, damit er den Tropf nicht wieder herauszog. Doch trotz all der Mühe, die wir uns mit ihm gaben, verfiel er vor unseren Augen.

Eines Morgens jedoch war er wie verwandelt. Ich sah, daß der Haß aus seinen Augen verschwunden war, und er bat mich sogar, ihm den Kopf und das Gesicht zu rasieren. Als ich endlich sein mageres, eingefallenes Gesicht vom Stoppelbart befreit hatte, bemerkte ich etwas Erstaunliches: dieser Mann streichelte mir mit seiner knochigen, krummen Hand, die fast so aussah, wie die Kralle eines großen Vogels, heimlich den Fuß, den er von der niedrigen Pritsche aus erreichen konnte. Es war wie ein Wunder. Und auch ich entdeckte, wie sehr ich um Rupil, den Riksha-Mann, trotz all seiner Widerborstigkeit, besorgt war. Ich wußte, daß er heute sterben würde, und ich wußte auch, daß er es wußte. Darum hatte er mich wohl auch gebeten, ihn zu rasieren. Er wollte vorbereitet sein.

Ganz anders war es mit Tseng, dem Chinesen. Als sie ihn brachten, bestand sein Körper – wie es schien – aus einer einzigen großen Wunde. Er hatte irgendwann einmal einen Schlaganfall erlitten, und seitdem konnte er nicht mehr sprechen und sich nicht mehr bewegen. Wer weiß, wie lange er schon so zugebracht hatte. Da es üblich ist, daß die anderen solch einen Kranken liegenlassen, wo er liegt, hatte Tseng auch Tuberkulose bekommen, und an seinem Körper hatten sich so viele Wunden gebildet, daß es kaum noch heile Stellen gab.

Jeden Tag versorgten wir seine Wunden, die sich immer wieder frisch mit Eiter füllten. Oft mußten wir das faulige Fleisch beschneiden und zwischen Haut und Knochen Verbandsmull stopfen. Hinzu kam, daß er ins Bett machte und wir ihn bei all seinen Schmerzen immer wieder säubern und trockenlegen mußten. Nie zuvor in meinem Leben hatte ich einen Menschen gesehen, der mit solch einer Tapferkeit so schlimm gelitten hat. Wir wußten, daß er bald sterben würde. Trotzdem aber pflegten wir ihn, als gelte es, ihn gesund zu pflegen, denn gerade in solch einem Fall, wenn nichts anderes mehr zu tun übrigbleibt, geht es in erster Linie darum, den Menschen Zuwendung und Liebe zu geben. Unser Chinese schien dies zu spüren, denn er schaute uns trotz seiner Schmerzen mit seinen schönen goldbraunen Augen so liebevoll an, daß wir ihn alle gern haben mußten, so wie er uns bestimmt alle gern hatte. Das Wenige, das wir aus Tsengs Leben wußten, hatten wir von den Männern erfahren, die ihn brachten. Es waren wahrscheinlich Verwandte oder Freunde. Und sie erzählten uns, daß er zur Zeit Maos aus China geflohen war. Als Flüchtling sei er über den Himalaya und Assam nach Indien gekommen. Das war schon alles, und jetzt wußten wir nur, daß das Heim für die verlassenen Sterbenden für ihn auf dieser Welt die letzte Station sein würde.

Immer wieder habe ich mich gefragt, warum gerade dieser Mann so sehr leiden mußte, und je mehr ich mich damit in Gedanken beschäftigte, desto klarer war mir, daß sein Leiden einen Sinn hat. Irgendwie. Es fällt mir schwer zu erklären, aber ich meinte zu erkennen, daß es Menschen gibt, die in ihrem schweren Leiden für andere mitleiden. Unser Chinese starb am Heiligen Abend.

Wir hatten an diesem Tag, der sich auch in Kalighat von den anderen Tagen ein wenig unterscheidet, das Heim mit buntem Papier und Laternen geschmückt. Zum Mittagessen bekam jeder als Vorspeise sogar eine Suppe mit einem großen Knochen darin. Und am Abend gab es Süßigkeiten aus Marzipan, aber auch Früchte, und wer wollte, durfte eine der kleinen indischen Zigaretten rauchen, die wie Mini-Zigarillos aussehen und ‚Beedie' heißen. Zwar wissen die meisten der Kranken nichts mit der Bedeutung von Weihnachten anzufangen, weil sie Hindus sind. Sie kennen es nur als eine Reihe von Feiertagen. Doch sie sollen auch ein bißchen vom christlichen Fest der Liebe zu spüren bekommen – wenn auch nur in Form von Dekoration und Speisen.

Um 21.30 Uhr versammeln sich die Schwestern im Mutterhaus zur Christnacht. Von den Straßen dringt der gleiche ohrenbetäubende Lärm in den Andachtsraum wie immer. Und die Hitze ist ebenso unerträglich und drükkend wie an jedem anderen Tage auch, und wenn alle gemeinsam mit dem Lied ‚Stille Nacht, heilige Nacht' die Feier beschließen, ist es bei dem Straßenlärm kaum zu hören. Hier muß die Stille der Nacht, wenn sie wahr werden soll, in den Herzen der Menschen wahr werden.

Der erste Weihnachtstag ist wieder ein Tag wie jeder andere. Die Schwestern sind seit den frühen Morgenstunden da. Die Kranken und Sterbenden wollen verpflegt sein. Gegen neun Uhr bereiten die Schwestern mit den Priestern den Weihnachtsgottesdienst vor. Der rauhe, alte, hölzerne Medizintisch wird ausgezogen, mit einem weißen Tuch bedeckt und mit ein paar Blumen geschmückt. Auf dem Boden wird ein Bettlaken ausgebreitet. Während die Marktleute vergnügt draußen lärmen, singen die Schwestern und Helfer Weihnachtslieder in Bengali oder in Englisch. Konzelebranten aus den verschiedensten Nationen, die zufällig an diesem Tage in Kalkutta Station gemacht haben, gehen dem indischen Priester zur Hand. Eine Dreiviertelstunde dauert das Ganze. Dann binden wir uns wieder unsere Schürzen um. Die Arbeit geht weiter. Wo wäre die Feier der Geburt Christi realer als hier: in der Mitte von Leiden und Tod, bei Menschen, die meist noch nie von Christus gehört haben.

Und immer wieder neue Patienten. Der nächste an diesem Morgen war Befon. Wir schnitten ihm das Hemd vom Körper und sahen, daß er voller Wunden und schwarzer Maden war. Auch an ihm floß der Durchfall wie Wasser herunter. Seine Haare fühlten sich wie Draht an, so daß wir eine große Gartenschere zu Hilfe nehmen mußten, um sie zu schneiden.

Und dann sah ich einen Hindu in der Tür stehen. Er hielt einen etwa 15jährigen Jungen auf den Armen, der so schwach und verhungert war, daß er nicht mehr stehen konnte. Er hätte das Kind auf einer Treppe gefunden, wo es von der Mutter zurückgelassen worden sei, und er habe sich gedacht, sicherlich hätten die Schwestern für diesen armen, kranken Jungen noch einen Platz.

Bapi, so hieß er, war nicht nur unterernährt und schwer krank, er war auch blind und konnte nicht sprechen. Wenn ihm jemand etwas zu essen reichte, biß er die Zähne fest zusammen. Er wollte ganz einfach nicht. Ungewöhnlich für unsere Umgebung war jedoch, daß er gut gepflegt aussah. Die Mutter hatte allem Anschein nach auch versucht, ihn zu füttern, aber ohne Erfolg."

Andy hält einen Augenblick im Erzählen inne, gerade so, als hole er das Bild des Jungen noch einmal in sein Gedächtnis zurück. „Ich habe mich oft zu ihm gesetzt, ihn gestreichelt und etwas zu ihm gesagt, auch wenn er von alledem vielleicht nichts merken würde. Doch nach ein paar Tagen – ich konnte es kaum glauben – regte er sich, ja er leckte sogar etwas Zucker von meinem Finger. Bapis Bett stand in der Nähe des Eingangs, und ich hatte bereits mehrere Male beobachtet, daß von Zeit zu Zeit eine fremde Frau in der Tür saß und traurig zu dem Kind herübersah. Als ich mich wieder einmal mit Bapi beschäftigte und er sogar einen Löffel voll Vitaminbrei aß, kniete diese Frau plötzlich neben der Pritsche. Sie nahm mir den Löffel aus der Hand und wollte ihn ebenfalls füttern, jedoch Bapi drehte sich weg. Ich nehme an, diese Frau war seine Mutter, und ich kann nur ahnen, warum sie ihren Sohn auf die Treppe gelegt hatte: Als sie sah, daß er sterben würde, hatte sie sich keinen Rat mehr gewußt. So starb Bapi in Kalighat, und wir alle wußten, daß für ihn der Tod eine Erlösung bedeutete.

Eddi, der Boxer, war aus ganz anderem Holz geschnitzt. Er gehörte zu den Anglo-Indern, die es in Indien früher sehr schwer hatten. Die Inder akzeptierten sie nicht als zu ihnen gehörend, weil Anglo-Inder keine ‚reinen Inder' sind, und die Engländer behandelten sie arrogant mit Geringschätzung, weil sie nicht ‚englisch' waren.

Eddi war hochgewachsen, stark gebaut, gutaussehend und gut erzogen. Er zitierte gerne Gedichte und legte großen Wert darauf, als gebildet und talentiert zu gelten. Anders als die meisten liebte er es, aus seinem Leben zu erzählen. Und so erfuhren wir, daß er einmal mit einer Prostituierten verheiratet gewesen war. Sie habe jedoch versucht, ihn zu vergiften, was ihr auch beinahe gelungen wäre. Seine Disziplin und seine gute Erziehung habe er seiner Großmutter zu verdanken, die der Heilsarmee angehörte und dafür gesorgt habe, daß er in eine evangelische Schule gehen konnte. Ob dies nun alles so stimmte, ließen wir dahingestellt. Eddi jedenfalls war ein ganzes Jahr bei uns und – trotz seines scheinbaren Optimismus und seiner Eitelkeit – in einem Zustand, der sich ständig verschlimmerte. Er war unterernährt. Er verfiel geradezu vor unseren Augen, denn er litt an Tuberkulose, Gedächtnisschwund und zunehmender Blindheit.

Vor allem gehörte er zu denen, die nie genug bekamen. Eine Tasse Tee reichte nie aus, er brauchte fünf. Und wenn wir sie suchten, hatte er sie alle unter seiner Pritsche gehortet. Vor allem wollte er vom Sterben nichts wissen. Er klagte und jammerte und hatte Angst. ‚Weine nicht', redeten wir auf ihn ein. ‚Du weißt, daß wir dir nicht helfen können, wenn du selbst gar nichts tust als nur klagen.' Er war intelligent genug, um zu verstehen. Und er verstand. Eines Tages sagte er zu mir, daß er nun wisse, was es bedeute, Gott zu vertrauen. Bald darauf starb er in Frieden mit sich und mit Gott."

Hochzeitsfeier unter wehenden Bettlaken

Doch auch in diesem Hause, in dem gelitten und gestorben wird, gibt es manchmal ganz andere Ereignisse. Eine Hochzeit! Bowler, ein junger Hindu, der seit einigen Jahren in Kalighat mitarbeitete, hatte eines der Mädchen geheiratet, das beim Kochen und bei der Wäsche hilft. Beide gehörten zu einer Gruppe, die in kleinen Hütten auf dem Dach des Heimes wohnten. Die Hochzeitszeremonie war bereits vor drei Tagen gewesen, doch nun sollte gefeiert werden. Die Curry-Mahlzeit wurde auf dem Lehm-Ofen in der Küche gekocht. Und dann saßen wir alle auf dem Dach unter den wehenden Bettlaken bei Sitar-Musik und aßen. Die indischen Gäste waren in bunten, glitzernden Saris und festlichen Anzügen erschienen und wollten in den Rahmen, den das Heim für die Sterbenden bildete, gar nicht recht passen.

Als die Feier vorbei war und wir längst wieder bei unserer Arbeit waren, zogen sich die Frischvermählten zurück. Auf dem Dach hatten sie sich ein gemeinsames kleines Heim eingerichtet, zwei mal zwei Meter groß und vielleicht 2,50 Meter hoch. Es bestand im Innern nur aus einem riesigen, fast tempelähnlichen Bett, das auf 1,50 Meter hohen Ziegelsteinbeinen thronte und den Raum so ausfüllte, daß jeder, der die Hütte betreten wollte, gezwungen war, gleich auf das Bett oder unter das Bett zu kriechen, wo das gesamte Küchengeschirr untergebracht war. Außerdem war hier der Schlafplatz für die restlichen Angehörigen und für Gäste. Mit Überraschung registrierte die Umgebung jedenfalls, daß sich recht bald schon in der winzigen Hütte Nachwuchs einstellte.

Eine Szene, wie sie nur ein Land hervorbringen kann, in dem Leben und Tod zusammengehören und nicht voneinander getrennt werden: das junge Ehepaar glücklich in seiner Hütte auf dem Dach, und ein paar Stufen tiefer das Leid und das Elend der Sterbenden. Dazu nebenan im Tempel die blutrünstige Göttin Kali, zu deren Füßen unaufhörlich das Blut der Opfertiere rinnt.

Unvergeßlich

Eines Morgens bot sich mir ein Anblick, den ich wohl – wie so vieles, das ich hier in diesem Haus für die verlassenen Sterbenden gesehen habe – nie vergessen werde. Die Schwestern hatten eine Frau auf der Straße aufgelesen und mitgebracht. Sie sah aus, als hätte sie so etwas wie einen Hut auf den Kopf gestülpt. Doch dieser Hut war kein Hut, sondern eine Schicht aus grauen und schwarzen Maden, die sich unter der Haut in eine Kopfwunde gefressen hatten. Nachdem wir die Frau von den Tieren befreit hatten, kam eine untertassengroße und zwei Zentimeter tiefe Wunde zum Vorschein, durch die wir die Schädeldecke sehen konnten.

Später saß ich am Bett eines wohl 16jährigen Bangladeshi. Im Eintragungsbuch hatte ich gelesen, daß er als „Sidhir Gomez" notiert war, dahinter allerdings war ein Fragezeichen in Klammern gesetzt. Wir wußten nicht genau, was ihm fehlte, sondern nur, daß er sterbenskrank war und daß ihm ein Fieber wohl seine Sinne verwirrt und seine Sprache genommen hatte. Er hielt meine Hand ganz fest und bewegte sie mit seinen Armen immer wieder bis über seinen Kopf und zurück auf die Bettdecke, manchmal so heftig, als wollte er jemanden schlagen. Was mochte diesen Jungen wohl so beunruhigen, fragte ich mich immer wieder.

Nach sehr langer Zeit wurde er ruhiger, seine Hände lagen still, und ich sah, daß er seine Lippen bewegte. Als ich versuchte herauszufinden, was er sagte, stellte ich fest, daß er betete. Er starb noch am selben Abend, meine beiden Hände haltend, und ich schaute in sein Gesicht, das nun Frieden und Ruhe ausstrahlte und in diesem Frieden schön war. Ich weiß nicht warum, aber ich fühlte mich zutiefst berührt. Obwohl wir jeden Tag Zeuge sind, wenn Menschen sterben, ist es doch jedesmal wieder ergreifend und unfaßbar. Ich drückte ihm die Augen zu und sagte den anderen, daß er gestorben sei.

Dann ging ich hinaus aufs Dach, und ich schäme mich zuzugeben, daß ich zum erstenmal seit vielen Jahren geweint habe. Die Sonne war untergegangen, über mir der graue Abendhimmel, und unter mir der Lärm der Menschen auf dem Marktplatz und im Tempel. Dieser Junge war so friedvoll gestorben, daß ich – wie wohl noch nie zuvor – in aller Klarheit erkannte, welch wunderbare Pforte der Tod sein kann – eine Pforte zu unendlicher Freiheit und Liebe, durch die diese Leidenden in eine bessere Welt eingehen.

Monsun gegen Rupien-Regen

Als ich an diesem Abend in mein Hotel zurückkehrte, begegnete mir wieder das „andere Indien“ in aller Deutlichkeit. Auf den Straßen rundum herrschte große Aufregung. Irgendein verrückter Ausländer hatte in der Zeitung inseriert, er werde am nächsten Morgen Tausende von Rupien unter die Bettler werfen. Es wurde erzählt, daß dieser Mann auf krumme Weise an viel Geld gekommen war und daß er für seine Tat bereits in Kalkutta im Gefängnis gebüßt hatte. Die Bettler und Leute auf der Straße störte das wenig. Sie reagierten auf den angekündigten großzügigen Geldregen selbstverständlich begeistert. Die Polizei allerdings – und einige Verantwortliche der Stadt – sahen dem Ereignis mit größter Sorge entgegen. Denn so was konnte nur mit Straßenschlachten und Gewalt enden.

Aber der Rupien-Verteiler hatte seine Rechnung nicht mit Kalkuttas Himmel gemacht. Am nächsten Tag, im ersten Morgengrauen, versammelten sich bereits die Bettler und die Leute von der Straße zu Tausenden. Nach Stunden stoppte der gesamte Verkehr in der Gegend. Durch die Menge war kein Durchkommen mehr. Der Lärm und die Aufregung steigerten sich ins Unbeschreibliche. Die große Schlacht schien unabwendbar. Von einer Nebenstraße aus begannen mehrere Männer mit der Verteilung des Geldes. Doch gerade in diesem Moment – wie auf die Sekunde abgepaßt – krachte ein ohrenbetäubender Donner. Zuckende Blitze folgten, und dann setzte ein Regen ein, der in wenigen Minuten die Straßen in reißende Bäche verwandelte. Die Geldverteiler flohen, die Menschenmenge schien in kurzer Zeit wie weggewaschen. Der Monsun hatte begonnen. All der Dreck, der sich während der trockenen Sonnenmonate angesammelt hatte, ergoß sich in Sturzbächen von den höhergelegenen Teilen der Stadt in die niedriger gelegenen. Das Wasser drang in Häuser und Hütten, die Ratten flüchteten in die trockenen Wohnungen, und die Menschen, deren Zuhause der Bürgersteig und die Gosse sind, kletterten auf alle verfügbaren Treppen und Häuservorsprünge, um den Fluten zu entkommen.

Hier hockten sie wie die Vögel auf der Stange, durchnäßt und frierend. Allein 100000 mußten beim letzten großen Regen von der Armee vor die Stadt gebracht werden, auf höhergelegene Trümmergrundstücke und Abfallberge, die noch nicht überflutet waren. Sonst ist es für Obdachlose verboten, sich dort aufzuhalten. Doch bei Monsunregen machen die Behörden eine Ausnahme. Allerdings mehr als einen Sitzplatz auf freiem Feld haben sie für die Ärmsten der Armen nicht übrig, nicht einmal etwas zu essen. Am ersten Tag kamen Berichten zufolge „nur“ 26 Menschen um, die meisten von ihnen, weil durch den Regen einstürzende Dächer sie unter sich begraben hatten. Nach den ersten Monsunwochen war eine kleine Notiz in der Zeitung zu lesen: 3000 Kinder an Typhus gestorben.

Wenn ich dann nachts in meinem Bett liege, vor dem unaufhörlich rauschenden Monsunregen durch ein mehr oder weniger dichtes Dach beschützt, kann ich kaum schlafen. Ich muß an die Menschen da draußen im Regen denken, wie sie im knietiefen Schlamm sitzen und nicht einmal mehr das Straßenpflaster haben, auf dem sie sich ausstrecken können. Oder an all jene, die in den nassen Häusern und Hütten vegetieren, durch deren Dächer es hineinregnet. Gequält von dem Gedanken, daß ich für die Menschen da vor meinem Fenster nichts, aber auch gar nichts tun kann, erinnere ich mich daran, was einmal eine 80jährige Ordensschwester nach mehr als 40 Jahren Arbeit als Ärztin in Kalkutta gesagt hatte: Hier hilft nur noch beten!

Wachgehalten vom regelmäßigen Trommeln des Regens, höre ich das geradezu magenumdrehende Husten meines Nachbarn. Er hat sich unmittelbar vor meinem Fenster einen kleinen hundehütteähnlichen Verhau gezimmert, in den er jeden Abend kriecht, um darin zu schlafen. Sein Husten klingt fast so, als müßte es ihm die Luft nehmen. Doch am nächsten Morgen sehe ich den mageren, fröhlichen Mann wieder an der Arbeit. Er ist als Zimmerboy im Hotel beschäftigt.

Und wie aufs Stichwort beginnen Nacht für Nacht die Hunde der gesamten Umgebung zu bellen und zu jaulen. Die kräftigen melden sich mit lauter, frecher Stimme, die schwachen muhen eher wie eine müde Kuh. Hin und wieder hört man mal jemanden mit einem Hund schimpfen, aber niemand käme auf die Idee, die nächtlichen Ruhestörer zu schlagen oder umzubringen.

Zwischen drei und vier Uhr morgens beginnt der übliche Straßenlärm, zunächst noch zaghaft. Doch dann steigern sich die Geräusche hupender Autos, quietschender Bremsen und ungesund ratternder Motoren, bis gegen fünf Uhr das ohrenbetäubende Krescendo eines lauten Kalkutta-Tages erreicht ist. Keine Wohnstube, in die es nicht dringt, keine Kirche, aus der es sich zurückhält, und kein Kranken- und Sterbe-Bett, an dem es seine entnervende Melodie nicht krächzt.

Auch der folgende Morgen ist dunkel wie die Nacht. Nur die Uhr zeigt an, daß es Zeit ist zum Aufstehen. Die vom Himmel stürzenden Wassermassen dringen bereits durch Türen und Fenster und Wände. Aus dem Spülstein der Toilette steigt das Abwasser hoch. Wer etwas trinken möchte, ist darauf angewiesen, für viel Geld Wasser von fliegenden Händlern zu kaufen, so lange, bis sich die Verhältnisse normalisiert haben. Nach Kalkutta-Erfahrungen kann das sehr lange dauern.

Der Monsun scheint alles, aber auch restlos alles, schachmatt zu setzen. Autobusse und Taxis können nicht fahren, Telefonleitungen sind außer Betrieb, und es gibt keinen Strom. Als ich mich schließlich zu Fuß auf den Weg mache, wate ich bis zu den Knien, manchmal bis zur Taille, in einer schlammigen, stinkenden Masse, die sämtliche Abfälle und Abwasser Kalkuttas enthält. Ich kann nicht sehen, wohin ich trete. Es gehört schon eine Portion Glück dazu, nicht in eines der vielen Kanallöcher zu fallen, die alle offen sind. Während selbst Kalkuttas Prachtstraßen, an denen all die vornehmen Hotels, Banken und Geschäfte zu Hause sind, wie ein Müllplatz aussehen, herrscht in den Slums das Chaos. Bewundernd und mit Respekt stelle ich fest, wie gelassen die Menschen dies alles ertragen. Wieviel kann ich von ihnen lernen! Was gibt ihnen nur die Stärke, das Unvermeidliche mit solchem Gleichmut hinzunehmen? Vor dem Kalighat-Tempel bietet sich mir ein Bild, das mich zum Schmunzeln reizt. Die Opfer-Ziegen haben sich alle auf für sie eingerichteten Sockeln in Sicherheit gebracht, die etwa einen halben Meter höher sind als die überflutete Straße. Da oben stehen sie fast majestätisch wie auf Denkmals-Podesten, um die Euter sind Beutel gebunden, damit die Kinder nicht die Milch stehlen.

Nach allem, was ich bisher auf den Straßen erlebt habe, bin ich, als ich das Haus für die Sterbenden erreiche, auf das Schlimmste gefaßt. Doch was ich sehe, ist noch schlimmer. Kalighat gleicht einem Ort, der soeben Dantes Inferno entkommen sein könnte. Es hat sich – der Anblick ist makaber – in eine von Kerzenlicht beleuchtete Kloake verwandelt. Der Waschraum, der tiefer liegt als die anderen Abteilungen, ist von Kloakenwasser überschwemmt. Alles, aber auch alles ist durchnäßt, nichts trocknet mehr. Es stinkt entsetzlich. Und mittendrin all die Sterbenden, die genauso leiden und sterben wie bei schönstem Sonnenschein.

Aber ich will noch die Geschichte von Lawrence erzählen, die für mich zu diesem schrecklichen Tag in Kalkutta gehört wie ein Zeichen der Hoffnung. Lawrence, ein ehemaliger indischer Soldat der britischen Armee, war bereits vor einigen Tagen gebracht worden: gelähmt, so daß er sich nicht bewegen konnte. Allerdings war er in der Lage zu sprechen. Sein Körper war, wie wir es immer wieder erleben, eine einzige große Wunde. Jeden Tag machte ich es mir zur ersten Aufgabe, ihn zu waschen und seine Wunden zu versorgen. Meist dauerte das den ganzen Vormittag, und ich litt mit ihm Qualen, wenn ich sah, welche Schmerzen ich ihm dabei bereiten mußte.

An diesem schrecklichen, dunklen Monsun-Morgen überließ ich Lawrence den beiden indischen Helfern, sie eindringlich ermahnend, behutsam mit ihm umzugehen. Ich wollte an der Messe teilnehmen, für die ein Priester bereits den alten klapprigen Medizintisch zum Altar umdekorierte. Während wir uns zu einer kleinen Feier versammelten, ging im Hintergrund die tägliche Arbeit weiter. Blitze und Donnergrollen begleiteten die Zeremonie, und als die Kommunion ausgeteilt wurde, hörte ich einen markerschütternden Schrei. Kaum zu fassen! Das war Lawrence gewesen, der eigentlich so schwach war, daß er nur flüstern konnte. Erschrocken dachte ich, die beiden seien beim Reinigen seiner Wunden wohl nicht vorsichtig genug gewesen, und stürzte zu seinem Lager. Doch ich stellte erstaunt fest, daß Lawrence nicht vor Schmerzen geschrien hatte, sondern weil er – er war katholisch, das wußte ich – an der Kommunion teilnehmen wollte. Der Priester brachte sie ihm. Später, nach der Messe, ging ich wieder an Lawrences Bett. Ich wollte ihm sagen, wie sehr ich mich gewundert hätte, daß er sich so lautstark melden konnte, doch er rührte sich nicht, so daß ich annahm, er sei eingeschlafen. Aber Lawrence war gestorben. Unbemerkt und still.

Immer wieder muß ich es erleben! Der Tod kommt wie ein Dieb in der Nacht! Du drehst dich einen Augenblick um, und er war da. Eine Hand, die du soeben noch gehalten hast, fällt auf das Bettuch zurück wie ein Stück Fleisch. Der Leib gleicht einer verlassenen Hülle, die nur noch dazu da ist, sich aufzulösen und zu vergehen. Die meisten Kranken drehen sich weg, wenn sie merken, daß ihr Nachbar gestorben ist. Der Tod ist für sie etwas Unsauberes, mit ihm wollen sie nichts zu tun haben. Wenn zufällig der Arm eines Toten das Nachbarbett berührt, entsteht großer Aufruhr. Es ist gerade so, als sei jeder mit sich selbst genug beschäftigt. Niemand will den Tod des anderen sehen, ebenso, wie sich niemand um das Leiden des anderen kümmert. Daß jemand dem Kranken nebenan hilft, kommt kaum vor. Nur einmal habe ich erlebt, daß ein junger Hindu seinem Bettnachbarn, einem alten Mann, der im Sterben lag, etwas zu trinken brachte, ohne daß wir ihn darum gebeten hatten. Wahrscheinlich haben diese Menschen in ihrem Leid kein Gespür oder Gefühl für das Leid der anderen.

Auch Lawrence ging den Weg aller Toten in Kalighat. Nach dem Besuch des Arztes wickelten wir ihn in ein einfaches weißes Tuch, das an Kopf und Füßen zusammengeknotet wird, und brachten ihn in die Leichenkammer neben dem Waschraum. An diesem Tage öffneten wir schon zum vierten Male die Doppeltür zwischen den beiden roten Wassertanks. Moslems und die wenigen Christen werden auf die eine Seite der kleinen Kammer gelegt, Hindus auf die andere. Das ist wegen der unterschiedlichen Riten wichtig, die die Toten je nach Religionsangehörigkeit erwarten.

Wie viele es wohl sind, die schon auf diese Weise das Haus verlassen haben? Gott allein weiß es.

Auch Kevin würde bald sterben. Obwohl er starke Schmerzen ertragen mußte, hörten wir ihn nie klagen. Der Arzt hatte bei ihm Unterernährung, Tuberkulose und Krebs festgestellt. Ich saß am Fuße seiner Pritsche, und er erzählte mit leiser Stimme. Sein Vater war Diener eines Maharadschas gewesen, und er war im Kreise vieler

Schwestern und Brüder aufgewachsen. Dennoch hatte er heute keinen Menschen mehr. Nur noch uns. Auch Susil, der Bettler, war von seiner großen Familie allein übriggeblieben. Als er vor einigen Tagen zu uns kam, sah es so aus, als würde er jeden Augenblick sterben. Vor allem war er zu schwach, um gründlich gesäubert zu werden. Also besorgte ich nur das Allernötigste und schnitt sein verlaustes Haar kurz, um ihm Erleichterung zu verschaffen. Doch bald schon hatte er sich soweit erholt, daß ich ihm seine Haare in Ordnung bringen und ihn rasieren konnte. Ich glaube, ich habe noch nie einen so mageren Menschen rasiert. Susil war nur noch Haut und Knochen. Die Haut allerdings war so ledern wie die eines Krokodils. Und was für ein Bart das war! Ich brauchte drei Rasierklingen, bis ich ihn einigermaßen manierlich gestutzt hatte. Wahrscheinlich hatte Susil sein Leben lang so etwas wie Waschen, Kämmen und Rasieren gar nicht kennengelernt. Nun lag er – wie es schien – stolz wie ein König auf seiner Pritsche, sauber wie aus dem Ei gepellt, und er blickte mich mit seinen klaren dunklen Augen an, so, als wollte er mir sagen, daß er ja weiß, wohin er geht, daß er es weiß und daß er ohne Furcht geht.

Lebensgeschichten, die uns vieles lehren können! Ich muß sagen, daß ich über all das, was mir Andy erzählt hat, immer wieder nachgedacht habe. Die Menschen, die er in Kalighat erlebt und sterben gesehen hat, sind zu einem Teil seines Lebens geworden – wie sie nun auch ein Teil meines Lebens sind. Sie haben sein Leben, aber sie haben auch mein Leben verändert. Ebenso wie meine Zeit in Kalighat, in dem Haus für die Sterbenden in Kalkutta, und all die Menschen, die ich dort getroffen habe, wohl zu den tiefgreifendsten Erfahrungen auf meiner Suche nach der Wahrheit waren. Vor allem haben sie mich gelehrt, dem Tod etwas näherzukommen, ich begann zu begreifen, daß auch ich eines Tages diesen Weg gehen muß. Ganz sicher.

Es war heilsam für mich, Menschen sterben zu sehen. Einige schwer, es nicht akzeptieren wollend, kämpfend bis zum letzten Augenblick und mit Haß. Doch wie viele gingen versöhnt und in Frieden – trotz ihrer unermeßlich schweren Leiden. Und Andys Erzählungen, von denen ich hier nur einige kurz geschildert habe, bestätigten und bekräftigten meine eigenen Eindrücke: Diese Menschen starben in Frieden, weil an der Schwelle, wo jeder alles und jeden zurücklassen muß, wo nichts und niemand mehr ist, Gott für sie da war. Gott, Brahma, Buddha, Allah. Und es war deutlich und klar, daß es so ist.

Ich möchte Andys Berichte nicht schließen, ohne ihn von Madjiburu erzählen zu lassen, von Madjiburu, dem Namenlosen, dessen Schicksal wieder für so viele Schicksale im Haus für die Sterbenden steht. „Niemand wußte, woher er kam oder wer ihn gebracht hatte“, erinnerte sich Andy. „Als wir ihn gesäubert hatten, sah er aus wie ein alter Mohikaner. Er sagte nichts, und es dauerte einige Tage, bis wir bemerkten, daß er geistig behindert war. Außerdem hatte er wohl innere Schmerzen, und wir stellten bei ihm ständig hohes Fieber fest. Er war auch nicht in der Lage, etwas zu essen oder Essen bei sich zu behalten. Jeden Tag rechneten wir damit, daß er stürbe, doch er war trotz seiner Unterernährung sehr stark. Eines Tages, als ich ihm wieder einmal mit einem kühlen Tuch die Stirn abwischte, sah ich in seinem sonst so teilnahmslosen Gesicht einen Ausdruck, den ich als äußerste Zufriedenheit, ja, fast schon als Stolz interpretieren würde. Und plötzlich sagte er sogar ein Wort: Madjiburu.

Ich bat ihn, es zu wiederholen, weil ich es nicht verstanden hatte. Er wiederholte es. Ratlos wandte ich mich an die Helfer und die Schwestern, ob sie es vielleicht übersetzen konnten. Doch so viele ich auch herbeiholte, und so oft er das Wort sagte – niemand wußte etwas damit anzufangen. Unser einst so stummer Patient nannte es wieder und wieder, er rief es jedem zu, der an seiner Pritsche vorbeiging und den er kannte. Die Zeit verging, und ‚Madjiburu' – so nannten wir ihn, unseren Namenlosen, inzwischen – sagte das Wort leiser und leiser, schwächer und schwächer, und als er seinen letzten Atemzug tat, hauchte er sanft und fast sogar freundlich ‚Madjiburu', so, als wollte er uns unsere Dummheit vergeben, daß wir niemals herausgefunden hatten, was er damit sagen wollte."

Ein Marzipanherz
und bengalische Süßigkeiten

Wenn ich hier nun, fast wie aus dem Zusammenhang gerissen, inmitten der Geschichten von den Sterbenden, die Geschichte von einem Marzipanherz erzähle, dann nur, weil sie zum bisher Geschilderten paßt.

Ich hatte ein paar Süßigkeiten geschenkt bekommen, doch sie waren in der Hitze geschmolzen. Nur ein Marzipanherz in einer durchsichtigen herzförmigen Plastikschachtel hatte seine Form behalten und war ansehnlich geblieben. Da so etwas in Kalkutta eine Rarität ist, nahm ich es mit, um einer der Schwestern eine Freude zu bereiten, die immer mit besonderem Fleiß und bewundernswerter Hingabe die Kranken pflegt.

Ihre Augen strahlten. Sie freute sich sichtlich über das Geschenk. Marzipan möge sie besonders gerne, sagte sie und bedankte sich. Am nächsten Tag kam sie zu mir und bat mich, nicht böse zu sein. Aber das wunderschöne Herz sei für sie viel zu schade. Sie werde es – wenn ich nichts dagegen hätte – Mutter Teresa schenken.

Einen Tag später erfuhr ich die Fortsetzung der Geschichte. Mutter Teresa hätte sich sehr gefreut. Sie hätte das Marzipanherz aus der Schachtel genommen und es der Schwester zurückgeschenkt. Die Schachtel jedoch habe sie dankbar behalten. Sie will darin ihren Rosenkranz aufbewahren, ihren kostbarsten Besitz. Bei uns in Europa, so ging es mir durch den Kopf, wäre die Schachtel achtlos weggeworfen worden.

Und dann ist da noch eine andere Geschichte: die Geschichte, die ich mit einer Packung bengalischer Süßigkeiten erlebte. Ich kaufte sie mir eines Tages, weil ich Appetit darauf hatte. Sie schmecken für unser Empfinden zwar etwas zu süß, aber wenn es nichts anderes gibt, esse ich sie sogar mit Begeisterung. Ich hatte die Pappschachtel halb geleert auf dem Nachttisch neben meinem Bett stehenlassen. Als ich in mein Zimmer zurückkehrte, herrschte rund um das bengalische Zuckerzeug Hochbetrieb. Hunderte von Ameisen bevölkerten es. Ich ekelte mich, griff den Pappkarton mit spitzen Fingern und warf ihn aus dem Fenster.

Als ich kurze Zeit später das Hotel verließ, sah ich einen Bettler. Er hatte einen Pappkarton vor sich, der mir sehr bekannt vorkam. Vorsichtig und geschickt schüttelte er die Ameisen von den süßen Brocken und aß dann mit sichtlichem Vergnügen und großem Appetit. Sicherlich war er davon überzeugt, der Himmel habe ihm diese Köstlichkeiten beschert, schließlich waren sie ja von oben heruntergefallen. Ich muß sagen, daß ich mich schämte. Nie werde ich die Schachtel mit den bengalischen Süßigkeiten vergessen.

Kalkutta ist eine Aufgabe

Was ist das nur für ein Land, dieses Indien? Warum stellt es alles, aber auch alles, was ich vom Leben glaubte verstanden zu haben, auf den Kopf? Der ahnungslose Besucher mag vorher noch soviel über diesen riesigen Subkontinent mit seinen 750 Millionen Einwohnern studiert und gelesen haben: Er wird, wenn er das Land erlebt, feststellen, daß Indien ganz anders ist.

Er wird staunen, wenn er es in Bombay von einem Luxushotel aus betrachtet. Er wird aber kaum die riesige Distanz empfinden, die zwischen dem Indienbild liegt, das sich ihm aus der isolierten Luxus-Perspektive bietet, und dem Indien, wie es wirklich ist. Er wird Indiens Wirklichkeit vielleicht ahnen, wenn er die klimatisierte, unterkühlte Hotelatmosphäre verläßt und versucht, in den indischen Alltag einzutauchen, indem er in den kleinen Hotels wohnt, in denen der Durchschnitts-Inder absteigt, wenn er auf Reisen ist. Oder wenn er sich mit einem Riksha-Fahrer unterhält, wenn er statt im Hotel zu frühstücken, ein paar Reiskugeln oder eine Masala dosa am Straßenrand kauft. Oder wenn er einer indischen Hausfrau auf dem Lehmfußboden der Küche eine Mahlzeit für die Familie zubereiten hilft, wenn er keine Angst davor hat, mit den Fingern zu essen und auf dem Boden zu schlafen.

Wenn er dies alles getan hat, wenn er auch indischen Gurus bis zu den eisigen Fluten des Ganges in den Himalaya gefolgt ist, wird er Indien wahrscheinlich in seiner Realität schon besser erfaßt haben. Doch sein Indienbild wird noch einmal gründlich erschüttert, wenn er nach Kalkutta kommt. Ich weiß noch, wie ich reagierte, als ich vor vielen Jahren diese Stadt zum erstenmal erlebte. Ich ekelte mich. Mein Mitleid mit den Menschen auf der Straße und in den Slums war kein Mitleid, sondern Selbstmitleid. Ich tat mir leid, daß ich ihr Elend ansehen mußte. Und ich schwor mir, diese Stadt nie wieder zu besuchen. Ich nahm mir vor, sie zu vergessen, denn sie gehörte nicht in mein Leben, wie ich es gerne gehabt und gesehen hätte.

Erst aus der Entfernung, als ich längst wieder sauber und sicher zu Hause saß, begann mir einzuleuchten, daß diese Stadt Kalkutta den Menschen die Entscheidung zwischen zwei Möglichkeiten läßt: sie abzulehnen und nie wiederzukommen oder zurückzukommen und sie als Aufgabe anzunehmen. So wie sie ist.

Und das Erstaunliche, das niemand so recht erklären kann: Wer jemals zu dieser Stadt ja gesagt hat, wird sie nie wieder los. Dies erfahren viele, die heute irgendwo in Kalkutta tätig sind. Desmond, ein Ingenieur aus Kalifornien zum Beispiel. Er hatte mehrere Anläufe unternommen, sich der Aufgabe dieser merkwürdigen Stadt zu stellen. Doch sein erster Besuch endete viel eher als geplant, denn er floh entsetzt. Aber Desmond war auch viel eher wieder zurück, als er je gedacht hatte. Und zwischen diesen Besuchen in Kalkutta lag sein eigenes Kalkutta. Aber lassen wir ihn selber erzählen, wie er zum Aussteiger aus einer Gesellschaft wurde, die ihm Anerkennung, Erfolg und Geld gebracht hatte.

„Ich war Ende fünfzig, in einem Alter also, in dem jeder beobachten wird, daß um ihn herum die Freunde älter werden. Viele starben, schwer, in Verzweiflung und verloren in dem Gefühl, trotz aller Erfolge am Leben vorbeigelebt zu haben. Ich fragte mich, was ich denn wohl als Summe meines Lebens darlegen könnte, wenn – was ja schließlich möglich ist – mein Ende käme. Und ich stellte fest, daß alle Ehrungen und Auszeichnungen, alle Titel, Posten und Anerkennungen sich in ein Nichts auflösen, wenn ich sie solch einer Prüfung unterziehe.

Schließlich wurde ich das Gefühl nicht mehr los, daß

ich mein ganzes Leben lang hinter falschen Zielen hergelaufen war und falschen Götzen gedient hatte. Wo aber waren die richtigen Ziele, wo war das, was bleibt? Ich wußte es nicht. Als meine Frau eines Tages starb, war meine Verzweiflung vollkommen. Denn nun wurde mir bewußt, daß ich viel zu wenig Zeit für sie und für meine Familie gehabt hatte. Der Kummer machte mich krank, und all die vielen Fragen, die mich bisher gequält hatten, quälten mich noch intensiver und deutlicher.

Mir wurde klar, daß ich – wenn ich jemals wieder gesund werden würde – etwas Fundamentales ändern müßte. Was, das wußte ich allerdings nicht. Ich wurde wieder gesund, und ich änderte mein Leben. Meine Firma konnte ohne mich auskommen, meine Kinder waren erwachsen und brauchten mich nicht mehr. Und so stellte ich mich jener Aufgabe, die mir am schwersten schien. Ich erinnerte mich an Kalkutta. Ich erinnerte mich an mein Entsetzen beim ersten Besuch, aber ich dachte auch daran, daß ich dort wohl am besten lernen würde, was ich bisher noch nicht gelernt hatte: für andere dazusein. Ich wollte in der Zeit, die mir auf dieser Welt noch geschenkt ist, diese für mich so schwierige Aufgabe lernen. Ich weiß heute, es ist eine Aufgabe, die ich wohl nie zu Ende lernen werde.

Ich ging nach Kalkutta. Als ich ankam, war ich wieder so entsetzt wie beim erstenmal. Im Haus für die verlassenen Sterbenden traf ich Mutter Teresa und sprach mit ihr. Zwar weiß ich heute nicht mehr, was sie sagte, aber ich weiß, daß ich beeindruckt war und irgendwie wußte: Hier ist mein Platz.

Ich wusch die Sterbenden, säuberte die Pritschen, scheuerte das Geschirr mit Asche, ich verteilte Medizin und verband Wunden, ich schleppte schmutzige Wäsche, ließ mich anspucken von denen, die sich nicht anfassen lassen wollten, und trug die Toten in die Leichenkammer. Abends kehrte ich müde und erschöpft in mein Zimmer zurück. Der nächste Tag war nicht einfacher als der vergangene. Ich stellte mich ungeschickt an, fiel über alles oder verstand nicht, was man von mir wollte. Das Gefühl, dumm und nutzlos zu sein, war noch schrecklicher für mich als alles andere. Jeden Abend war ich überzeugt, daß ich es nicht mehr länger aushalte und daß ich am nächsten Tag abreisen werde.

Doch dann mußte ich an ein Gleichnis denken. Wie hatte der reiche junge Mann darauf reagiert, als Jesus zu ihm sagte: Verlasse alles und folge mir? Er war traurig fortgegangen. – Reicher alter Mann, wirst du auch fortgehen?“

Und Desmond weiter: „Ich lernte, einfach zu leben und intensiv zu beten. Und je unwichtiger ich mir selber wurde, desto deutlicher spürte ich in mir Frieden und Gelassenheit. Die Formel vom Erfolg, die ich ein Leben lang gläubig als die einzig richtige unbeirrbar verfolgt hatte, war plötzlich nicht mehr gültig. Sie stimmte nicht mehr. Ich verstand auch nicht, warum ich sie nie infrage gestellt hatte, obwohl sie in keinem Falle das Verheißene bescherte. Nie brachte sie Zufriedenheit nach dem Motto: Wenn du dies noch erreicht hast und das noch besitzt, dann bist du am Ziel deiner Wünsche. Je verbissener ich allem nachgejagt war, desto unglücklicher und unzufriedener war ich geworden.

Jetzt schien alles umgekehrt. Je mehr ich mir versagte, je öfter ich verzichtete, desto deutlicher spürte ich den Frieden in mir, nach dem ich mich so lange gesehnt hatte. Desto ruhiger und gelassener wurde ich. Was war das für eine Formel, nach der ich jetzt lebe? Was war das für eine Erkenntnis, die nicht einmal neu, sondern immer schon da war? Warum brauchen Menschen so lange, um sie zu begreifen? Warum begreifen manche sie nie, nicht einmal in einem langen Leben?"

Wie sehr ich Desmond, Andy und all die anderen bewunderte, die den Absprung vom Normalen, Gutbürgerlichen ins Ungewisse geschafft hatten. Sie waren mir um so vieles voraus. Würde ich es jemals schaffen?

Niemand kann dies wie in einer Schule lernen. Jeder muß es, mit Gottes Hilfe, in sich selbst erfahren. Menschen wie Mutter Teresa können uns dabei ein Vorbild sein, Menschen, die ihr Dasein von allem befreit haben, was nicht Gott ist, die den Sinn ihres Lebens darin sehen, ihre Mitmenschen zu lieben, wie Christus sie liebt. Und so tut sie mit ihren Schwestern, den Missionaries of Charity, die Arbeit, die ich versucht habe kennenzulernen. Ich war nach Kalkutta gegangen, um zu sehen, zu spüren, zu erfahren, wovon sie spricht und was sie meint.

Aber stellt sie nicht mit ihrem Handeln die Welt des 20. Jahrhunderts total auf den Kopf? In einem übervölkerten Land, das für die meisten seiner Menschen nicht einmal das Notwendigste zum Leben hat, in dem Prämien für Sterilisation und Abtreibung gezahlt werden, wo ein Menschenleben kaum etwas wert ist, wo es allenfalls zuviel ist, dort geht sie mit ihren Schwestern auf die Straßen, um Hungernde zu speisen, verlassene Kinder in ihre Heime zu holen und Sterbenden, die ihr Leben lang von der Welt verachtet und verstoßen worden sind, in ihrer letzten Stunde Liebe und Geborgenheit zu geben.

Nur ein Tropfen im Ozean

„Unsere Arbeit ist der Ausdruck unserer Liebe zu Gott", sagt diese Frau und hat damit alles gesagt, was es dazu zu sagen gibt. Und weil sie die Wahrheit so schlicht und einfach ausspricht, wird sie oft mißverstanden. Für manchen modernen Soziologen erscheint das, was sie und ihre Schwestern tun, als Anachronismus. Als Form einer Entwicklungshilfe, wie sie im Zeitalter der großangelegten Projekte längst überholt ist und gar nicht mehr zugelassen werden dürfte.

Doch wen hindert es, trotz Mutter Teresas „Anachronismus" in Kalkutta mit modernen Mitteln die Not zu lindern? Fest steht jedenfalls, daß die verlassenen Todkranken in Mutter Teresas Heimen ganz bestimmt in der Gosse gestorben wären, wenn sie auf ein modernes Entwicklungshilfe-Projekt hätten warten müssen. Mutter Teresa sagt bescheiden:

„Wir wissen, daß das, was wir tun, nur ein Tropfen im Ozean ist. Aber wenn dieser Tropfen nicht im Ozean wäre, würde der Ozean um diesen Tropfen ärmer sein."

Für sie gibt es keine Völker, keine Massen oder Leute, für sie zählt nur der einzelne Mensch, dieser eine da vor ihr, und in diesem Augenblick nur dieser eine. „Um den Menschen zu lieben, müssen wir auf ihn eingehen und mit ihm in Kontakt kommen. Wenn wir warten, bis wir an irgendwelchen Schreibtischen unsere Berechnungen angestellt haben, werden wir uns in den Berechnungen verlieren und nur noch die Berechnungen statt den Menschen sehen, dem wir helfen wollten."

Mutter Teresa ist es gewohnt, nicht verstanden zu werden. Das war schon so, als sie in Indien mit ihrer Arbeit begann. Sie war nach Indien gekommen, als das Land einen großen Umbruch erlebte. Der Flüchtlingsstrom schien nicht abzureißen: Hindus waren gezwungen, die islamischen Gebiete zu verlassen, und Moslems mußten aus den hinduistischen Gebieten fliehen. Viele Menschen blieben am Straßenrand zurück: alt, krank und sterbend. Die damalige Schwester Teresa vom Orden Loreto sah das Elend und fühlte „einen Ruf in der Berufung". Sie wußte plötzlich, daß es ihre Aufgabe sein sollte, für die Ärmsten der Armen, denen niemand hilft, etwas zu tun. Das war der Anfang ihrer Arbeit und ihres Ordens. Doch selbst innerhalb der katholischen Kirche dauerte es lange, bis die Verantwortlichen von der „Echtheit ihres Rufes" überzeugt waren.

Mutter Teresa hat in ihrem Leben – was oft in den Biografien nicht erwähnt wird – viel Leidvolles erfahren müssen. Sie wurde 1910 in Skopje als Tochter einer wohlhabenden albanischen Kaufmannsfamilie geboren. Die Stadt, die zu dieser Zeit noch türkisch war, kam 1918 zum Königreich der Serben, Kroaten und Slowenen, das seit 1925 Jugoslawien heißt. Heute ist Skopje die Hauptstadt der sozialistischen Republik Mazedonien. Mutter Teresa besuchte, da die Albaner in Jugoslawien damals ohne Rechte waren, serbische Schulen. Als ihr Vater 1919 starb, ging ihr Bruder Lazar in den neuen Staat Albanien. Mutter und Schwester folgten 1934. Teresa war bereits 1928 nach Indien gegangen.

Bruder Lazar, der später nach Palermo wechselte, starb 1969. Ihre Mutter und ihre Schwester, die beide in Albanien geblieben waren, erlebten dort die Kirchenverfolgungen und schließlich die Proklamation Albaniens zum ersten atheistischen Land der Welt. Beide kamen ins Straflager, und alle Versuche Mutter Teresas, ihre Mutter und ihre Schwester einmal wiederzusehen – sie wandte sich u. a. an John F. Kennedy, U Thant und Indira Gandhi – schlugen fehl. Die albanische Regierung lehnte jedesmal ab. Die Ordensfrau durfte, wie der jugoslawische Diplomat Arso Milatovic in seinen soeben erschienenen Memoiren berichtete – nicht einmal die albanische Botschaft in Rom betreten. Sie habe Tränen in den Augen gehabt, als man sie wieder einmal abgewiesen hatte, schreibt der Diplomat. „Es gibt in dieser Welt Mauern, die auch die Liebe nicht übersteigen kann", soll sie gesagt haben.

Eine bescheidene, demütige Frau, diese Nobelpreisträgerin. Aller Ruhm, aller Glanz der Öffentlichkeit, dem sie sich nicht entziehen konnte, haben sie nicht eitel oder selbstgefällig werden lassen. Sie ist, was sie ist: eine kleine, ernste Frau, die gerne und oft lacht, eine Frau, mit strahlenden Augen, die jedem tief in die Seele blicken. Niemals anschuldigend, sondern immer mit Liebe.

Sie wird es nicht übelnehmen, wenn man ihr nachsagt, sie sähe älter aus, als sie ist. Entbehrungen, Aufopferung für den Mitmenschen, körperliche Strapazen unermüdlicher Arbeit in einem mörderischen Klima Kalkuttas – dies alles hat Spuren hinterlassen. Sie geht gebeugt, ihre starken Hände sagen aus, daß sie das Zupacken gewohnt sind.

„Wunderschön ist sie, wenn sie – ins Gebet vertieft – im Mutterhaus in Kalkutta in der kleinen Kapelle kniet", sagt einer, der sie kennt. „Wenn sie dort im Gebet Zwiesprache mit Gott hält, ungeachtet des Lärms und der Hitze, wenn die letzten Sonnenstrahlen des Tages ihren weißen Sari leuchten lassen, dann muß jeder sehen: Diese Frau ist eine Heilige!"

Auch die Zuschauer beim amerikanischen Frühstücksfernsehen werden so oder ähnlich empfunden haben, als Mutter Teresa im Studio einer New Yorker Fernsehgesellschaft zu Gast war. Wie der britische Journalist Malcolm Muggeridge in seinem Buch schreibt, beobachtete sie scheinbar ungerührt, wie das Programm immer wieder durch Werbung unterbrochen wurde. Hier ging es um schlankmachendes Brot, dort um Süßigkeiten mit reduzierter Kalorienmenge und um Cornflakes in der knackigen Verpackung. Sie sah, wie in den Pausen die Ansager und Reporter geschminkt wurden: hier noch ein bißchen weniger Glanz, dort noch etwas Grün ...

Eine ganze Weile ließ Mutter Teresa dies alles auf sich wirken, um dann mit klarer, fester Stimme zu bemerken: „Ich sehe schon, hier in den amerikanischen Fernsehstudios wird Jesus besonders dringend gebraucht!"

Ich habe mich schon oft gewundert, wie diese kleine Frau all die Strapazen der vielen Reisen, Besuche und Interviews übersteht. Nie scheint sie nervös, immer gelassen. Auch ist sie nie um eine Antwort verlegen, und immer führt sie alles auf die eine christliche Wahrheit zurück: auf Jesus Christus.

Auf die Frage nach einer Legalisierung der Abtreibung sagt sie: „Wie soll die Welt besser werden, wenn eine Mutter sogar legal ihr eigenes Kind tötet!" Und auf den Einwand, was denn geschehen solle, wenn es klar sei, daß die Mutter bei der Geburt des Kindes stirbt: „Wenn sie stirbt, dann stirbt sie!" Für Mutter Teresa gilt als Mittel der Familienplanung nur die Enthaltsamkeit. Sie vertritt diesen Standpunkt mutig gegen all die vielen Kritiker, die sie in diesem Punkt als unrealistisch beschimpfen. Sie können es nicht verstehen, daß ausgerechnet jemand, der in Indien lebt, so etwas sagen kann, in Indien, wo die Bevölkerung sich jährlich um mehr als eine halbe Million vermehrt.

Und zu einem weiteren Standpunkt innerhalb der Katholischen Kirche hat sie eine ebenso klare und feste Meinung. Warum sollen nur Männer für das Priesteramt zugelassen werden? „Unsere Jungfrau Maria war der beste Priester, den man sich denken könnte", antwortete sie darauf. „Mit ihrem Körper und mit ihrem Blut hat sie Jesus Christus zur Welt gebracht. Wozu sollte eine Frau dann noch Priester werden."

Wo immer sich diese bewundernswerte Frau aufhält, wird sie von Menschen bestürmt und bedrängt. Die meisten denken nicht daran, daß ein langer und anstrengender Tag hinter ihr liegt. Auch, wenn die Menschen abends nach der Messe im Mutterhaus in Scharen auf sie warten und mit ihr sprechen möchten, nimmt sie sich für jeden Zeit, konzentriert hört sie jedem zu, denn schließlich war sie es, die einmal sagte: „Tu alles, damit jeder, der zu dir kommt, bereichert von dir geht.“ Doch das ist ihr noch nicht genug. Sie geht in ihren Forderungen an sich noch weiter.

„Gib immer und überall mehr, als du bekommst!“ Das hat nichts, aber auch gar nichts mit sozialem Getue gemein und schon lange nichts mit irgendwelchen Ideologien oder -ismen. Sie ist so arm wie die Menschen, denen sie hilft. So besitzt sie nicht mehr als den Sari, den sie trägt und selber wäscht, und einen zum Wechseln, die einfachen Sandalen an ihren Füßen und das bißchen Essen, das sie braucht, um zu leben. Alle Spenden, die im Mutterhaus in Kalkutta abgeliefert werden, sind für die anderen bestimmt. Eine Strickjacke und ein bißchen heißen Tee im Winter sind der einzige Luxus, den sie sich gönnt.

Mutter Teresa und ihre Schwestern leben mitten unter den Armen in den Slums. Die bescheidenen Häuser gleichen sich ihrer Umgebung an und fallen nicht auf. Der einzige Unterschied ist der Geist, der in ihnen zu Hause ist. Jedem, der kommt, wird ohne Unterschied geholfen.

Für Mutter Teresa sind Statistiken oder Zahlen nicht wichtig. Immer wieder mahnt sie: „Man muß nur die einzelne Person sehen, diese eine, und dann erst jene eine, immer nur eine auf einmal. Für diesen einen Menschen ist es keineswegs egal, ob sich jemand um ihn kümmert oder nicht. Für diesen einen Menschen ist es not-wendig, daß sich jetzt jemand seiner annimmt, und nicht erst, nachdem ein Plan aufgestellt wurde. Denn während du dich mit Sozialprogrammen beschäftigst und andere in großen Reden zu überzeugen versuchst, bittet dich vielleicht jemand um ein Stück Brot, und weil du mit Reden und Programmen zu sehr in Anspruch genommen bist, siehst du es nicht.

Die offiziellen Stellen in Kalkutta haben ein auffallend distanziertes Verhältnis zu der Arbeit der Missionaries of Charity. Jeder ausländische Journalist, der – wie ich – den Bürgermeister von Kalkutta nach ihnen fragt, wird den eisigen Wind spüren, der ihm auf diese Frage hin entgegenweht. „Die machen eine ganz gute Arbeit, aber das ist nicht unsere Angelegenheit." Und all die vielen Hungernden und Obdachlosen in den Straßen? „Sie gehen uns nichts an, sie sind nicht unser Problem. Wir als Behörden haben dafür zu sorgen, daß den Menschen ausreichend Trinkwasser zur Verfügung steht und daß die Abwasserfrage gelöst wird, die uns in Kalkutta noch vor schwierige Probleme stellt."

Der aufmerksame Besucher Kalkuttas wird ebenfalls bemerken, daß der Einfluß Moskaus in dieser kommunistisch regierten Stadt unübersehbar ist. Überall trifft er Russen an, als Touristen getarnte Parteifunktionäre oder Sozialarbeiter. Und immer wieder begegnet er Demonstrationen, bei denen die rote Fahne vorangetragen wird. Manchmal soll es sogar für die Teilnehmer ein paar Rupien oder ein Mittagessen gratis geben. Am nächsten Tag gehen dieselben Leute dann für die Gegenpartei auf die Straße. So werden hungrige Menschen, die oft gar nicht wissen, um was es geht, für politische Zwecke mißbraucht.

Mutter Teresas ausländische Helfer haben es in Kalkutta immer schwerer. Die Polizei wirft ihnen vor, missionarisch tätig zu sein. Und da sie dafür nun mal nicht die erforderliche Arbeitsgenehmigung hätten, würden sie gegen indische Gesetze verstoßen. Viele wurden des Landes verwiesen oder beim nächstenmal nicht mehr nach Indien hereingelassen, und das, obwohl auch die indischen Behörden genau wissen, daß diese Helfer nicht missionarisch tätig sind. Es scheint fast so, als sei es ihnen peinlich, daß durch die Hilfe, die aus aller Welt nach Kalkutta strömt, auch gleichzeitig auf das Elend hingewiesen wird, auf ein Elend, das nicht etwa durch eine Mißernte oder eine Naturkatastrophe verursacht wurde, sondern das da ist, weil andere nur an sich denken und nicht abgeben wollen. Wohl kaum jemand weiß, daß gerade Kalkutta die Stadt ist, die die reichsten Familien Indiens beherbergt. Außerdem ist dieses unbeschreibliche Elend ein Elend, das es – offiziell zumindest – in diesem Ausmaß gar nicht gibt. Und mit dem, was vorhanden ist, wird man – laut Aussage offizieller Stellen – schon selber fertig.

Auf Helfer und Helferinnen aus aller Welt sind die Missionaries of Charity zwar nicht angewiesen. Manchmal stehen sie mehr im Wege, als daß sie eine Hilfe sind. Aber die Schwestern freuen sich über sie, denn sie wissen, daß sie alle einen guten Willen mitbringen und sich bemühen. Und je mehr Hände zupacken, desto mehr Zeit kann für den einzelnen Kranken aufgebracht werden. Denn wichtiger als alle medizinische Betreuung, als alle Pflege und Sorge, ist die Zuwendung. Je mehr Menschen da sind, desto intensiver kann weitergegeben werden, was am wichtigsten ist: Liebe.

„Ich erinnere mich", zitiert der britische Journalist Malcolm Muggeridge Mutter Teresa, „daß ich eines Tages einen Mann aus der Gosse auflas, der von Ungeziefer fast aufgefressen war. Wir nahmen ihn mit, wuschen ihn, verbanden seine Wunden und legten ihn auf eine Pritsche. Wenige Minuten, bevor er seinen letzten Atemzug tat, sagte er: Ich habe wie ein Tier in den Straßen gelebt, und nun sterbe ich wie ein Engel."

Der Orden der Missionaries of Charity wächst in aller Welt – und auch in Indien. Vor allem junge Menschen strömen ihm zu. Seine Niederlassungen befinden sich sogar in kommunistischen Ländern – nicht zuletzt auch in der DDR. Was macht ihn so attraktiv und anziehend? Schließlich verlangt er von denen, die ihm beitreten, allem

Weltlichen zu entsagen und sich ganz und gar Jesus Christus hinzugeben. Und dies ausgerechnet in einer Welt, die immer lautstärker und drängender Freiheiten fordert und moralische Tabus beseitigen will, um – wie es heißt – den Menschen zu befreien. Was bringt heute jemanden dazu, diese weltliche Freiheit aufzugeben und auf Reichtum zu verzichten, um sich den strengen Regeln eines Ordens – dieses Ordens – zu fügen, freiwillig und ohne Zwang? Ja, oft sogar gegen den vermeintlich guten Rat von Familien und Freunden, sie solch einen Entschluß nur solange als aufregend und exotisch bezeichnen, wie ihre eigene Familie davon nicht betroffen ist. Ja, solange halten sie ihn vielleicht sogar für „chic". Doch sobald einer oder eine der Ihren sich dazu durchringt, reagieren sie meist mit Befremden, wenn nicht gar mit Entrüstung. Warum ist das so? Warum finden Menschen, die diesen Weg gehen wollen, bei uns so wenig Verständnis?

Die Antwort liegt vielleicht in dem Satz, den ein Theologe kürzlich im Fernsehen zu bedenken gab: „Jede Nation ist so viel wert, wie es in ihr Symbole gibt, die sich ins Unendliche öffnen."

Wie viele dieser Symbole haben wir bereits achtlos verworfen und verloren? Wieviel sind wir als Nation noch wert?

„Jeder, der Indien besucht, wird verändert zurückkehren", hatte mir einmal ein Indien-Missionar gesagt. Und ich sage: Jeder, der Kalkutta besucht, wird sein Leben ändern. Vorausgesetzt, ich verschließe nicht meine Augen und bin bereit, hinzuzulernen. Die Änderung, die ich meine, vollzieht sich zuerst unmerklich und tief im Innern. Und weil Inneres sich äußern will, kann es sich eines Tages darin ausdrücken, daß ich einfacher lebe und wie selbstverständlich mit anderen teile. Ich sehe plötzlich anders, als ich bisher gesehen habe, vielleicht, weil ich immer mehr mit den Augen der Liebe sehe. Denn wenn der

Verstand begreift, stellt er etwas fest, wenn aber das Herz begreift, stellt es nicht fest, sondern läßt sich ergreifen und wandeln.

Der Weg zum wahren Selbst hat begonnen, der Weg zum wahren Selbst, der die Möglichkeit der inneren Veränderung ist. Das Geheimnis heißt: Laß dich sein und laß Gott in deinem Innern wirken. Aber nur dann, wenn auch du alles eingesetzt hast. Dennoch darfst du die Lösung nicht von deinen Bemühungen erwarten. Sie wird dir geschenkt.

Durch Zweifeln gelangen wir zur Wahrheit, hat Cicero gesagt. Und der Psychologe Victor Frankl schreibt in einem seiner Bücher: „Solange uns die absolute Wahrheit nicht zugänglich ist, müssen wir uns damit begnügen, daß die relativen Wahrheiten einander korrigieren."

Zweifel, Neugier und der Wunsch nach Wahrheit waren es, die mich nach Indien führten. Ich hing an Phrasen und glaubte, sie seien Weisheit. Ich entdeckte Gurus und hoffte, von ihnen zu lernen, überzeugt davon, daß eines Tages eine Formel wie ein Sesam-öffne-Dich das Tor zur Wahrheit auftun würde.

Diese Wunder-Formel habe ich nicht gefunden. Ich habe viel mehr gefunden. Ich habe erkannt: Liebe ist Wahrheit. Sie ist ein Geschenk Gottes, und jeder von uns hat die furchtbare Freiheit, dieses Geschenk anzunehmen oder abzulehnen, das heißt: zu lieben oder zu hassen. Jeder muß für sich selber entscheiden. Und habe ich mich für die Liebe entschieden, dann werde ich mit Gottes Hilfe für den anderen mehr sorgen als für mich selbst. Aus der Liebe erwächst der Dienst für Gott und am Nächsten wie eine Blume. Die Frage nach einer Ideologie ist dann keine Frage mehr, und mir wird klar, daß es nicht nötig ist, sich meditierend in den Himalaya zurückzuziehen, um Nabelschau zu betreiben, ja, selbst eine Reise nach Indien und Kalkutta ist nicht unbedingt eine Voraussetzung, um die Wahrheit zu finden. Wer die Wahrheit wirklich sucht, wird sie überall finden, denn für ihn ist überall Kalkutta.

Was für eine Welt wäre es, in der jeder für den anderen mehr sorgt als für sich selbst! Wir könnten sie jetzt schon erreichen, ohne sie vorher zerstören zu müssen. Was wir jedoch zuvor zerstören müßten, wäre unser selbstsüchtiges Ich. Warum fangen wir eigentlich nicht an?

Literatur über Indien

Mahatma Gandhi
Handeln aus dem Geist
Ausgewählt und eingeleitet von Gertrude und Thomas Sartory
Band 632, 128 Seiten, 13. Aufl.

Gandhi für Christen
Eine Herausforderung
Einleitung und Textauswahl von A. Ronald Sequeira
Band 1345, 224 Seiten

Lebensweisheit aus Indien
Herausgegeben von Peter Schreiner
Band 1313, 128 Seiten

Peter Schreiner
Begegnung mit dem Hinduismus
Eine Einführung
Band 1143, 128 Seiten

Gisela Tölle
Das sanfte Regiment der Frauen
Erlebnisse und Gespräche in Indien
Band 943, 128 Seiten

Gisela Tölle
Kasturba Gandhi –
die Frau im Schatten des Mahatma
Ein Leben für Indien
Band 1251, 128 Seiten

in der Herderbücherei

Lebensweisheit

Lebensweisheit aus Schwarz-Afrika
Herausgegeben von Adalbert Ludwig Balling
Band 1190, 128 Seiten

Lebensweisheit aus der Bibel
Herausgegeben von Werner Braselmann
Band 1191, 128 Seiten

Lebensweisheit der Alten Ägypter
Eingeleitet, übersetzt und kommentiert
von Emma Brunner-Traut
Band 1236, 192 Seiten

Lebensweisheit des russischen Volkes
Herausgegeben von Johannes Harder
Band 1244, 128 Seiten

Lebensweisheit des Buddhismus
Herausgegeben von Erhard Meier
Band 1265, 128 Seiten

Lebensweisheit aus China
Herausgegeben von Friedhelm Denninghaus
und Josef Reding
Band 1277, 128 Seiten

Lebensweisheit aus dem Judentum
Gesammelt und eingeleitet von Leo Prijs
Band 1322, 160 Seiten

Diese Serie wird fortgesetzt

in der Herderbücherei